健康への力の探究

戸ヶ里泰典・中山和弘

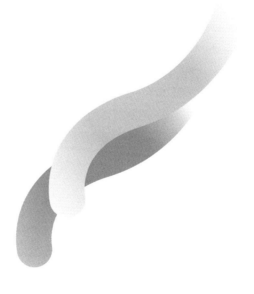

健康への力の探究（'19）
©2019　戸ヶ里泰典・中山和弘

装丁・ブックデザイン：畑中　猛

まえがき

　「健康への力」という用語について改めて見直すと矛盾を孕むことに気づくかもしれません。そもそも健康になるためには力が必要なのでしょうか？　この前提は，私たちはもともと「健康でない」状態であるということになります。では，私たちはもともと健康ではないのでしょうか？　健康な人は健康への力が必要ないのでしょうか？　若いころは健康でも年を取ると健康でなくなるから，健康への力が必要なのでしょうか？

　これは「健康」という用語自体がもつレトリックで，そもそも健康とは何か，という定義をはっきりさせていないので，矛盾したようにみえるのです。健康の定義は大きく2種類あります。一つは単純に病気でない状態を指すというものです。もう一つは，健康破綻（dis-ease：ディス・イーズ）─健康（health-ease：ヘルス・イーズ）の連続体のどこかに位置づくとする連続体上の健康です。本書では全編を通じて後者の連続体としての健康の定義を前提とします（第1章, 2章）。病気がある人もそうでない人も，連続体上でそれぞれどこにいるのか位置が違っているということになります。そして，より健康の極（health-ease）に寄せていくために「健康への力」が必要になります。本書は，この意味のもとで「健康への力」について整理し解説することが目的となっています。

　健康への力は例えば，遺伝子のレベルから，社会，文化としてもあります。病気への抵抗力に繋がる遺伝子が存在することがわかってきていますが，そうした遺伝子自体が健康への力といえます。戦争下で生命の危険が迫る中生活を余儀なくされる社会よりも，平和で安全な社会の方が健康への力があるといえます。また，同じ社会の中で生きていても，その人が生活や人生に対してどのような見方や向き合い方をしているのか，ということも，より健康に生きるためには必要な力です。本書で

は，第3章から6章までこうした生き方・見方・向き合い方について科学的に明らかな概念（＝目に見えない意味内容）を紹介します。

　情報化社会と言われるようになって久しいですが，情報の重要性は日に日に大きくなっています。情報の中には健康に生きることに関係する情報もあります。そうした情報を取捨選択すること，あるいは情報のキャッチボールを行うこと（コミュニケーションをすること）を通じて日々の私たちの生活行動は決まってきます。情報の取り扱いにまつわる力もまた健康への力に繋がるといえるでしょう。こうした点については第7章から9章で扱います。日本は概ね平和で安全な国ですが，人と人との助け合いや信頼関係といった観点からみると，一概にそれが満たされている国であると言い切ることができないかもしれません。しかし人と人との関係性は重要な健康への力の要素になっています。家族，そして，社会において関係性がどのように健康への力になるのかを第10章，11章で扱います。また，健康への力はすでにさまざまな領域で応用されていますし，応用されようとしています。患者や当事者同士，あるいは保健医療の専門家とのかかわりや関係性を通じて健康の極（health-ease）を目指す取組が近年盛んに行われています。この健康への力の応用の方向性や可能性について第12章から15章で整理し考えていきます。

　最後に，本書に対応する放送授業では，多彩なゲスト講師をお招きしてお話をいただいています。ゲスト講師のお話のエッセンスをコラムの形で紹介していますので，併せてお読みいただきたいと思います。また，本書は連続体上の健康の極（health-ease）に繋げる要素や仕組みに関心を持つ市民から看護師をはじめとする医療職にとっても重要な基礎知識にあふれていると著者一同確信をしています。少々難しい用語や内容も含まれますが，わからないとあきらめずに，是非積極的な自己学習を通じて，理解を深めていただきたいと思います。

　本書が，読者・受講生の日常生活や職業実践に活用できる基礎となる書となることを願ってやみません。

2018年10月　戸ヶ里泰典

目次

まえがき　3

1　健康への力とは　｜中山和弘　9
1. 健康の定義　9
2. 全人的な健康　13
3. 力, 資源としての健康　16
4. 健康への力を支援する　21

2　健康生成論①
ストレス対処と健康生成論　｜戸ヶ里泰典　27
1. 健康生成論と疾病生成論　27
2. ストレスと健康の基礎知識　31
3. 健康生成モデル　37

3　健康生成論②　ストレス対処力SOCと健康生成論的アプローチ　｜戸ヶ里泰典　43
1. SOCとは何か　43
2. SOCの作られ方　52
3. 健康生成論的アプローチとSOCの扱い方　57

4　さまざまなストレスに強い力　｜戸ヶ里泰典　61
1. ストレスに強い力とは　61
2. レジリエンス　62
3. ストレス関連成長　66
4. 楽観性と統御感　72
5. まとめ　78

5 ストレスに強い力の共通点とは　｜戸ヶ里泰典　82
1．ストレスに強い力の共通点とは　82
2．資源の重要性　87

6 自己効力感　｜米倉佑貴　98
1．社会的認知理論と自己効力感　98
2．自己効力感（Self-efficacy）とは　99
3．自己効力感の測定と分析　101
4．自己効力感の源　103
5．一般的な状況，行動についての自己効力感　108
6．終わりに　112

7 ヘルスリテラシー①
ヘルスリテラシーとは　｜中山和弘　115
1．健康を決めるための信頼できる情報とは何か　115
2．ヘルスリテラシーとは　121
3．ヘルスケアにおけるヘルスリテラシー　123
4．ヘルスプロモーションにおけるヘルスリテラシー　127

8 ヘルスリテラシー②
ヘルスリテラシーの評価と教育　｜中山和弘　131
1．ヘルスリテラシーの評価と要因　131
2．ヘルスリテラシーに対する海外での取組　140
3．ヘルスリテラシーのある社会に必要なリテラシー　145

9 意思決定支援　　　　　　　　　中山和弘　149
1．意思決定支援とよりよい意思決定　149
2．意思決定の三つのタイプを選ぶ　153
3．意思決定ガイド（ディシジョンエイド）　156

10 家族関係・家族の習慣　　　　　佐藤みほ　167
1．家族とは　167
2．システムとして機能する家族　171
3．人々の健康を守る家族の習慣　177
4．家族の習慣はどのように作用するのか　179
5．家族の習慣の形成度を測定する用具
　—Family Routines Inventory　182

11 ソーシャルサポート・社会とのつながり
　　　　　　　　　　　戸ケ里泰典・中山和弘　187
1．人と人とのつながりと健康　187
2．社会関係資本（ソーシャルキャピタル）と健康　193
3．インターネットでのつながりと健康　197

12 健康への力をつける①　患者・当事者同士のサポートグループ　　　　　米倉佑貴　205
1．当事者同士の支え合い
　—セルフ・ヘルプ・グループ，サポートグループ　205
2．患者主導のセルフマネジメント教育プログラム
　—Chronic Disease Self-Management Program（CDSMP）　214
3．おわりに　223

13 健康への力をつける②
専門家によるセラピー　　　孫　大輔　228
1．認知行動療法　228
2．新世代の認知行動療法　233
3．ダイアローグによるアプローチ　239

14 健康への力をつける③　家庭医・総合診療医によるアプローチ　　　孫　大輔　245
1．家庭医・総合診療医とは　245
2．家庭医のケアの方法①：家族志向型のケア　248
3．家庭医のケアの方法②：患者中心の医療の方法　252
4．家庭医療と地域包括ケア　257

15 健康への力をつける④
医療者・市民の協働による学び　　　孫　大輔　263
1．医療・介護・福祉分野における対話的アプローチ　263
2．対話と学びの場「みんくるカフェ」　267
3．対話カフェにおける変容的学習　272
4．地域における対話カフェの役割　279

索　引　282

1 | 健康への力とは

中山　和弘

《学習のポイント》　健康とは何か，その定義について知るとともに，健康を力として捉える見方について解説する。健康を身体的，精神的，社会的に十分調和のとれた状態として，さらに全人的な健康やウェルビーイングといった生きる意味や目的を含めた概念として説明する。健康リスクだけを見るのではなく健康をつくる要因やヘルスリテラシーという力に着目し，それらを向上させるための支援について解説する。
《キーワード》　健康，全人的健康，ウェルビーイング，健康生成論，ヘルスリテラシー，ヘルスプロモーション，ソーシャルサポート，ソーシャルキャピタル

1．健康の定義

（1）人々は健康をどうとらえているか

　自分は健康だと思っている人はどのくらいいるだろうか。厚生労働省による平成28年の「国民生活基礎調査」では「あなたの現在の健康状態はいかがですか」という質問に対して，「よい」20.7％，「まあよい」17.8％，「ふつう」47.0％，「あまりよくない」11.2％，「よくない」1.8％となっている。「よい」「まあよい」「ふつう」を合わせると85.5％の人が健康と思っている。この割合は年齢が下がるほど高く，年齢が上がるほど低くなるとはいえ，65歳以上であっても75％ほどで1割ほどしか違わない。傷病で通院している人の割合は，20～30代では約2割であるのに対して，65歳以上では約7割であるにもかかわらず，そうなのであ

る。傷病の有無だけが健康の判断材料でないことがうかがえる。

次に，人々が何を理由に健康だと判断するのかについて見てみよう。厚生労働省の平成26年の「健康意識に関する調査」では「普段，健康だと感じていますか」と質問した後に，「健康感を判断する際に，重視した事項は何ですか」として3つまでの回答を求めている。その結果は次の図1-1に示すとおりである。「病気がないこと」63.8％が最も多く，次いで「美味しく飲食できること」40.6％,「身体が丈夫なこと」40.3％と身体的な面が大きい。しかし「不安や悩みがないこと」19.1％,「幸せを感じること」11.9％,「前向きに生きられること」11.0％,「生きがいを感じること」9.5％などの精神的な面の回答も1割ほどある。また，「人間関係がうまくいくこと」「仕事がうまくいくこと」「他人を愛す

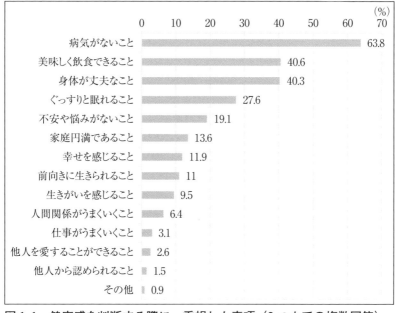

図1-1　健康感を判断する際に，重視した事項（3つまでの複数回答）

ることができること」「他人から認められること」はいずれも10％未満であるが，社会的な面の回答として評価できる。

この調査では，事前に身体的，精神的，社会的な面をとらえた項目を用意していたと推察される。この3つは，広く知られているWHO（世界保健機関）の健康の定義（1948年）にも含まれている。WHOの定義は，次のような訳が代表的である。

「健康とは，身体的，精神的，社会的に完全に良好な状態であり，単に病気がないとか虚弱でないということではない」
(Health is a state of complete physical, mental and social well-being and not merely the absence of disease or infirmity)

（2）身体的，精神的，社会的に十分調和がとれた状態

「身体的」のところは「肉体的」と訳される場合もあるが，そこは注目すべき点ではない。よく問題になる点は，「完全に」という言葉である。少しでも問題があれば健康でないとする点こそ問題だ，それは理想に過ぎず，それを求めれば誰も健康ではなくなってしまうと批判を受けている。しかしすでに，WHOの健康の定義では，「単に疾病でないとか虚弱でないということではない」と付け加えている。言い換えるとネガティブなことがなければ健康ということを否定して，疾病や虚弱の状態があったとしても「良好（well-being，ウェルビーイング）」というポジティブな状態に目を向けようとしている。

そして，「完全に」は「complete」の訳であるが，それは身体的，精神的，社会的の3つの側面がすべてそろっているという意味とも解釈できる。しかし，3つともそれぞれが完全であるという意味として批判を受けている。そのため訳によっては，「完全に」ではなく「十分に」と

する場合もあり，加えて「良好な状態」ではなく「十分調和のとれた状態である」とする訳もある。これは，身体的，精神的，社会的の3つの点で十分調和がとれているという意味である。

　これらの流れを踏まえて，現在の日本WHO協会[1]の訳では次の通りになっている。「すべてが満たされた」という部分は，3つすべてが満たされているという意味であろう。

　　「健康とは，病気でないとか，弱っていないということではなく，肉体的にも，精神的にも，そして社会的にも，すべてが満たされた状態にあることをいいます（日本WHO協会訳）」

《コラム1：　病気の身体的，精神的，社会的側面》

　筋痛性脳脊髄炎/慢性疲労症候群とは，原因不明の強度の疲労が長期間にわたって続く病気である。研究が進んではきているものの，医学的な解明はまだ途上である。したがって，患者の体験や語り（ナラティブ）とそれへの関心こそが，その病気の存在に注目する重要なカギとなっている。果たして，医学的に明確に診断できないと病気ではないのだろうか。
　そのとき，医療人類学や医療社会学は，病気とは何かについて考える方法を教えてくれる。英語では，病気に対する英語は主に3つで，disease, illness, sicknessである。それぞれを日本語で区別すると，順に，医学的な診断のある「疾病」，本人がそれをどう感じたり受け止めたりしているかという「病い」，周囲や社会がどのように見なしているかという「病気」である。筋痛性脳脊髄炎/慢性疲労症候群は，「疾病」としては不明な点が残されているが，患者にとっては紛れもない苦痛を伴う「病い」である。そして，名称が誤解を生みやすいこともあり，「精神的なものでは」「怠けているのでは」などと偏見の目で見られやすい「病気」である。
　これは言い換えると，「疾病」「病い」「病気」は，それぞれ身体的，精神的，社

会的の3つの側面を重ね合わせながら含んでいるともいえる。これは、そのままWHOの健康の定義にある3つと一致する。これらは、人間の健康と病気にとって常に欠かすことのできないものであることを表している。

2. 全人的な健康

(1) 全人的な健康

　WHOの健康の定義については，1998年に二つの変更案が提案された。一つは，「状態」に「動的（dynamic）」という言葉を付け加えて「動的な状態」とするものである。健康は，静的で固定した状態ではなく，変化するものだということである。

　もう一つは，身体的，精神的，社会的に「スピリチュアル（spiritual）」を追加するものである。それは，「霊的」「宗教的」とも訳されるが，この時の日本での議論では，「スピリチュアル」がしばしば「精神的」という意味で使われるため，すでに「mental」を「精神的」と訳しているので，その意味が含まれているとされた。「mental」は「心理学的」という意味でもあるが，日本の場合，それを「精神的」とすることが多い。そこには「神」や「霊」についての文化的な違いもあって，国際的な定義に取り入れることが難しい面があるだろう。結局，これら二つの提案については，現在の定義が機能しているし，緊急性が低いという理由で，そのままで採択されず見送られたままになっている。

　ここで改めて，国際的に通用する健康の定義を再確認するために，健康を表す英語「health」について考えてみたい。「health」の語源はアングロサクソン語の「hal」であり，英語では「whole」にあたり，「全体」や「調和」を表している。「癒す（heal）」「神聖（holy）」とも語源は同じで，「全人的」「全体論的」と訳される「ホリスティック（holistic)」もそうである。

　ホリスティックヘルス（全人的な健康）は，アメリカで1970年ごろからムーブメント（運動）となった概念である。ホリスティックとは，全体論（ホーリズム）の見方を背景に持っていて，それは物事を細かな要素に分けていけばわかるという要素還元主義の対極にあるものである。人間も臓器や細胞に分けて見ていくことで確かに理解が進んだのであるが，人をまるごと理解するにはその方法では難しい。全体とは部分の総和ではなく，全体は全体としての特徴を持つ。これは，近代医学が人の臓器を中心とした医療に集中したことで，まるごとの人として扱われなくなったことに対するアンチテーゼでもあった。

　ホリスティックな見方では，人間は「からだ（body）」「こころ（mind）」「スピリット（spirit）」が全体として統合されていて，個々に独立した部分の集合を超えた存在であることが主張された。それら三つの全体的な調和は，WHOの身体的，精神的，社会的の最初の二つに「スピリチュアル」を加えたものとも言える。それが意味するものは，「神」や「霊」という意味合いはともかく，言い換えれば，「生きる意味」「生きがい」を持つことと解釈できる。

　実際のところ，身体と精神と社会は相互につながっていて，このような人間を構成する三つの要素を一つのまとまりとして見る，いわばシステムとしての見方は，エンゲル（Engel）による生物心理社会モデルとして知られている[2]。例えば，人間関係などの心理社会的なストレスは疾病を作り出し，疾病は人間関係に影響を及ぼす。身体に変化があれば，心理的な変化が生じ，これもまた人間関係に影響するのである。

（2）ウェルビーイング

　「生きる意味」「生きがい」については，心理学でも大きなテーマとし

て扱われてきている。ウェルビーイングには，ヘドニック（hedonic）なものとユーダイモニック（eudaimonic）なものがあるとされる。ヘドニックとは，幸福感や生活満足度に注目したもので，快楽が得られ，苦痛がない状態で，主観的ウェルビーイングとも呼ばれる。他方，ユーダイモニックとは，生きる意味，生きがい，自己実現に注目したもので，人間の潜在能力が十分に発揮されている程度で，心理学的ウェルビーイングとも呼ばれる。近年，ポジティブ心理学と言われる人間のポジティブな感情に焦点を当てた領域でも，ウェルビーイングは中心的な位置を占めている。

心理学者のリフ（Ryff）は，心理学的ウェルビーイングとして表1-1の六つがあると整理している[3]。

また同様に，セリグマン（Seligman）は，P（Positive emotion，ポジティブ感情），E（Engagement，エンゲージメント，没頭），R（Relationship，関係性），M（Meaning，意味や意義），および，A（Accomplishment，達成）の五つとして整理している（PERMAモデルと呼ばれる）[4]。これらのウェルビーイングでは人生の目的や意味など共通点が

表1-1　六つの心理学的ウェルビーイング

- 自己受容：自分に対してポジティブな態度を持つこと
- 他者とのポジティブな関係：他者とあたたかく満足できる信頼できる関係を持つこと
- 自律性：自己決定ができて自立していること
- 環境制御力：自分の周囲や環境に対応する能力と達成感があること
- 人生における目的：人生の目標と方向性が持てている感覚があること
- 人格的成長：成長し続けている感覚があること

多く，それは個人内部だけに留まるものではなく，自己と他者，個人と社会，個人と環境の間の相互関係の良好さをも含んでいる。

　WHOの健康の定義における精神的なウェルビーイングの中に，これらのウェルビーイングを含めれば，「生きる意味」「生きがい」を表すスピリチュアルを新たに追加する必要はなくなるともいえる。これらは，一人ひとりの生命，人生，生活の質（QOL, Quality of life）が重視されるようになったことと共通している。ウェルビーイングやQOLに共通するのは，健康を考えるときに，客観的で医学的なものだけでなく，主観的な側面，特に日々の生活の視点が重視されていることである。

　こうして現在では，個人の生活，経験，価値観などがより重視されるようになってきている。健康リスクや慢性疾患を抱える人も多く，グローバルな環境リスクや予期せぬ災害による被害もある。このような中で，一人ひとりの多様な困難や逆境の中でも生き抜く力が求められ，ポジティブ心理学への期待もそこにある。人は決して生まれながらに強いわけではなく，誰しもがつらく悲しいことを経験する。しかし，必ずしもすべて忘れてしまえばよい，というわけではない。それらを書いたり語ったりして他者に開示することで，そこに意味を見出して，助け合う人間関係をより強いものにしていく。ストレスを成長の糧にできるという人間が潜在的に持っている力，人間の持つ強さへの期待である。

3．力，資源としての健康

（1）健康を力として捉える

　すでに述べたようにWHOが健康の定義では「完全」や「状態」という言葉によって，理想的な「状態」を求めることになり，それが医療への過度の依存を助長すると批判されている。理想的な健康とは，感染症のような治癒が望める急性疾患が主だった時代の話であり，慢性疾患の

予防と共にそれらと長く付き合っていくことが必要な時代には合わないとされる。

慢性疾患への変化とともに医療が発展して，かつては医療の対象ではなかった「状態」が対象となってきている。例えば，「落ち着きのない子ども」「子どもの成績不振」が，多動症，学習障害とされるようになったことや，出産，死，肥満などもそうである。このような現象を「医療化」と言う。それによって救われる人がいる一方で，さまざまな問題を医療に任せてしまい，背景にある社会の問題が見えにくくなるという恐れがある。また，人々が本来持っている自分たちで問題に対処して解決していく力やその自信が失われていく心配もある。

そこで必要なのは，より自分で健康を維持したり回復したり，動的に変化させられる力への注目である。2011 年に，フーバー（Huber）らは，健康を「適応してセルフマネジメントをする力（ability to adapt and self-manage）」として見ることを提案した[5]。これは，健康を「状態」とするのではなく，それが個人や社会で変化させられるものであり，健康を「力」として捉え直したものである。セルフマネジメントとは，もし困難に直面しても自分でうまく対処できること（コーピング）を意味する。そして，健康をそのように見ることで，身体的，精神的，社会的という三つの面でどのようになるかについて，表 1-2 のように提示している。

三つの健康では，いずれもストレスなどの困難や課題に対して，どのようにうまく対処（コーピング）できるかの力となっている。それらによって，病気になったときでも，働いたり社会活動に参加できたりするし，健康だとも感じられるとしている。そのための一つの方法として，患者のグループの力を活用する，スタンフォード大学で開発され日本でも活動がある慢性疾患セルフマネジメントプログラムを紹介している。

また，年齢などによる機能障害があっても，うまく対応できる力があれば，QOLは変化しないという「障害のパラドックス」という現象の存在について指摘している。

（2）リスクから資源へ

こうして現在では，健康と病気は明確に分けられないという見方が主流となりつつある。しかしそれでも，病気という存在は大きく，その原

表1-2　適応してセルフマネジメントをする力

(1) 身体的健康
　環境を変えることで身体的な恒常性（ホメオシタシス）を維持できる力で，「アロスタシス」と呼ばれる。それによってストレスに直面しても，平衡を取り戻すことができる。
(2) 精神的健康
　強い心理的ストレスにうまく対処して回復し，心的外傷後ストレス障害（PTSD, post-traumatic stress disorders）を防ぐ力をもたらす要因として，アントノフスキー（Antonovsky）によって提唱された「首尾一貫感覚（sense of coherence, SOC）」がある。SOCは，それは困難に直面したときにそれを理解し，対処して，意味を見出せるという力である。「適応してセルフマネジメントをする力」が強化されると，主観的なウェルビーイングが向上し，こころとからだのポジティブな相互作用が生まれる可能性がある。
(3) 社会的健康
　人々が自身の潜在能力を発揮し義務を果たす力，医学的な状態にかかわらずある程度自立して生活をマネジメントする力，仕事を含めて社会活動に参加できる力などである。それは，チャンスと限界の間での動的なバランスで，それは生涯を通じて変化し，社会や環境からの困難や課題といった外部の状況に影響を受ける。

因を知るためにこれまで多くの研究がなされてきた。ここで少し歴史を振り返ろう。

19世紀末には細菌学が登場し，20世紀前半ごろまでに生物学を中心とした生物医学は大きく発展した。そして，病院，研究所，大学といった専門機関を中心として努力が払われた。にもかかわらず，増加する心臓病，がん，脳卒中といった慢性疾患に対して，病気の治療だけでは死亡率や罹患率の減少には限界があり，医療費も高騰するばかりであった。

そうした折，1960年代から70年代にかけて，がん，心臓病，脳卒中などの慢性疾患には，喫煙，食事，運動などの行動がリスクファクターとなっていることが明確になってきた。75歳未満での死亡に影響を与えている4つの要因の割合を考えると，アメリカでは，個人の行動（ライフスタイル）が40％，環境が20％（社会的環境15％），遺伝が30％，保健医療が10％とされる[6]。これはアメリカに限った話ではなく，多くの先進国で近い状況が予想される。そして，その対策としてリスクファクターを減らすために，それらの規制や健康教育が行われてきた。

しかし，実際にリスクファクターを多く抱えていてもなお健康な人がいる。そこで，1987年に，アントノフスキー（Antnovsky）は，健康と非健康は連続体であり，非健康へと導くリスクファクターという疾病生成要因だけではなく，健康へと導く健康生成要因があるとする健康生成論を提唱した。そしてその健康生成要因とは「汎抵抗資源」という個人や社会にある資源への認知とそれらを動員できる自信を表すSOCだとしたのである。そこでは，病気やリスクは人生の一部であって，否定したり排除したりするものではなく，ストレスに対処する資源の発達のための過程だと捉えられた。

(3) 健康生成論とヘルスリテラシー

エリクソン（Eriksson）は，健康生成論とは，ヘルスリテラシーの向上によって健康へと向かう持続的な学習プロセスであるとしている[7]。ヘルスリテラシーとは，健康のための意思決定に必要な情報を入手，理解，評価，活用する力である[8]。幅広い知識を持つことがヘルスリテラシーを向上させ，ヘルスリテラシーは健康課題を解決していく中で他者とのかかわり方における成長を促し，この学習によって新たな知識が身に付くというサイクルが健康生成論であるという（図1-2）。これは，健康における成長と学習という視点で，健康生成論とヘルスリテラシーを結びつけたものである。

ヘルスリテラシーは，個人の力だけではなく，家庭，地域，職場，学校，行政，メディアなどによるサポーティブな環境との相互作用で形成される「資源」だと考えられている。健康生成論も，同じく資源に焦点をあてたものであり，いずれも自己や環境の資源への注目という点で共通している。

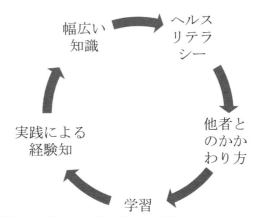

図1-2　認識論（知識）から見た健康生成論（Eriksson[7]より一部改変）

さらに，健康生成論とヘルスリテラシーで共通しているのは，エンパワーメント（empowerment）という概念である。それは，生まれ持った潜在的な力を発揮できるように，自分の人生や生活をコントロールできることである。ヘルスリテラシーは，知識や情報を資源として意思決定や行動をコントロールできることであり，SOCは，ストレスや困難な状況に直面しても，資源を活用してうまくコントロールできることである。いずれもそれを向上させることは，資源を活用して行動や環境をコントロールする力を身に付けることであり，エンパワーメントである。

4．健康への力を支援する

（1）ヘルスプロモーション

　健康生成論の流れは，人々が健康のための意思決定や行動をよりコントロールできるようにするために，ヘルスプロモーションという戦略を生み出した。それは，サポーティブな環境を作ることで，人々がより健康的な選択をしやすくすることを目標としている。

　その背景には，個人のライフスタイルを自分でコントロールできる力が重視されるようになったが，それをしたくてもできない場合，その人だけを責めることはできないことがある。そもそも現代の個人のライフスタイルは，多くは企業の広告戦略と消費文化や所属している集団の行動パターンが深くかかわっている。映画やテレビのスターは，たばこを吸い，酒をあおり，車を飛ばす。それがかっこいい，一人前の大人ならそれが当たり前とされたのである。

　したがって，そのような個人を責めるのは，犠牲者非難であると批判された。そこで強調されたのが，ヘルスプロモーションの考え方である。WHOの1986年のオタワ憲章では，ヘルスプロモーションは「人々が自らの健康をコントロールし，改善することができるようにす

る過程」と定義された。その後2005年のバンコク憲章では，コントロールするものに「決定要因」が追加され「人々が自らの健康と<u>その決定要因</u>をコントロールし，改善することができるようにする過程」と修正された。

疾病の治療を中心としたアプローチである「医学的ケア」では限界があり，個人のライフスタイルをより健康的に変えるように，個人を取り巻く環境へもアプローチしていく「ヘルスケア」が<u>重要</u>というものである。それは，個人の持つ能力やスキルとしての資源とともに，社会的な資源に働きかけることへの注目である。いくら行動変容のための教育プログラムが成功しない人がいても，それまでもその人の責任とするのは犠牲者非難であり，その人ができるようなサポーティブな環境を作り出せていないと考えるべきだとした。

社会経済要因，なかでも貧困は，人における疾病と死亡の最大の要因の一つである。貧しい国の最貧困層では，病気にもかかりやすく，早く死亡する人も多くなっている。しかし，豊かな国の中でも，収入の高低で差があり，より低いほど健康状態はよくない。

健康状態の差は，ライフスタイルや環境，保健医療の違いによって起こるが，これらをまた決定しているのは政治的，社会的，経済的要因である。生まれついた社会によって健康格差ができることは，本人の責任ではなく，社会が引き起こしている不公平である。このような健康格差を生み出す要因は「健康の社会的決定要因」と呼ばれる。

そのため，国や行政が持つ役割はもちろんのこと，個人の行動の変容を促す取組や環境の整備の取組を進めるにあたって，地域・コミュニティのつながりが<u>重要</u>な役割を果たす。コミュニティは地域と同じように見ることもできるが，コミュニティには地理的な地域のみならず，価値観や目標を同じくする人たちのつながり（インターネット上のつなが

りも）も含まれる。

（2）ソーシャルサポートとソーシャルキャピタル

そして，そのつながりの力を生かすため，ソーシャルサポート（人々への支援）とSOCにより注目する必要があるとも言われる[9]。例えば，参加型のヘルスリテラシー向上プログラムやセルフマネジメントプログラムが重要となる。参加型のプログラムでは，相互のソーシャルサポートの形成とともに，自分だけでなく他者のヘルスリテラシーの向上を支援できるという自信や意欲を育てる可能性がある。健康が人と人とのつながりでできていること，それが重要な資源であることにも気がついていくことである。その意味で，ソーシャルサポートはヘルスリテラシーの向上の資源としても注目されている。

そのため，ヘルスリテラシーはソーシャルキャピタル（社会関係資本。地域や職場などの集団のメンバー間のネットワーク，信頼，助け合いの規範）をつくる力ともなっている。それは，ヘルスリテラシーの向上のために互いに信頼しあって協力するような文化や風土である。それを築き上げることが，自分たちの健康で充実した生活につながることを実感し，共に喜べる機会をつくり出すことにつながる。

（3）専門家も含めた健康生成論的アプローチへ

このように見てくると，健康にかかわる専門家には，エンパワーメントや健康生成論の見方で活動できることが求められるであろう。看護で著名なナイチンゲール（Nightingale）は，健康とは持てる力（潜在的な力）が十分に活用されている状態であり，看護は対象の持てる力を引き出すものとしている。心理療法でも，認知行動療法やマインドフルネスなど，リスクの除去よりも資源への気づきを高めるものが求められて

きている。また，人を全人的に見て，家族や地域をも見る家庭医や総合診療医にも期待が集まっている。医学的な診断による「疾病」と患者の主観的な経験である「病い」の両方を対象として，患者やその家族が持つ力と地域の幅広い資源を統合して活用しようとするアプローチである。福祉の領域では，何でも専門家が問題解決をしてしまうのではなく，ストレングスモデルという，人が元々持っている力や強みを引き出すアプローチが用いられ，最近では看護でも注目されてきている[10]。そこでは，住んでいる地域の強みとしての資源の活用もさることながら，本人の希望や価値観を重視したものとなっている。

　また，ヘルスリテラシーの向上のためには，市民・患者と医療者とのコミュニケーションが重要である。そこでは，対話の持つ力が注目されてきている[11]。誰もが対等に対話をする中で，共感しあい，互いが持つ資源に気が付いてエンパワーされていく可能性である。

　健康への力は，専門家を含めたすべての人々の参加によって作られていくものである。リスクを取り除くことだけではなく，一人ひとりが生まれ持った潜在能力とそれを持ち寄ってできあがっていく社会的な資源に目を向けて，それらを共に育てていくことで身につけられる力であるといえよう。

引用文献

1) 日本WHO協会:健康の定義について．
   http://www.japan-who.or.jp/commodity/kenko.html
2) Engel G. The clinical application of the biopsychosocial model. Am J Psychiatry. 1980；137：535-544．
3) Ryff C. Happiness is everything, or is it? Explorations on the meaning of well-being. J Pers Soc Psychol 1989；57：1069-1081．
4) マーティン・セリグマン著，宇野カオリ監訳『ポジティブ心理学の挑戦』ディスカヴァー・トゥエンティワン,2014．
5) Huber M, et al. How should we define health? BMJ. 2011 Jul 26；343：d 4163．
6) Schroeder SA. Shattuck Lecture. We can do better——improving the health of the American people. N Engl J Med. 2007 Sep 20；357(12)：1221-8．
7) Eriksson M. The Sense of Coherence in the Salutogenic Model of Health. In Mittelmark MB et al. (eds.) The Handbook of Salutogenesis, Springer, 91-96, 2016．
8) 中山和弘:ヘルスリテラシーとは．福田洋，江口泰正編『ヘルスリテラシー：健康教育の新しいキーワード』，大修館書店,2016．
9) Kickbusch IS. Foreword. In Mittelmark MB et al. (eds.) The Handbook of Salutogenesis, Springer, 2016．
10) 萱間真美:リカバリー・退院支援・地域連携のためのストレングスモデル実践活用術．医学書院,2016．
11) 孫大輔『対話する医療——人間全体を診て癒すために』さくら舎,2018．

参考文献・サイト

1．中山和弘ら『健康を決める力』http://www.healthliteracy.jp/
2．福田洋，江口泰正編『ヘルスリテラシー：健康教育の新しいキーワード』，大修館書店,2016．
3．山崎喜比古監修，戸ヶ里泰典編『健康生成力SOCと人生・社会：全国代表サンプル調査と分析』有信堂高文社,2017．

学習課題

1. 自分が思う健康とは何かについて考えてみよう。
2. 健康のために自分が持っている資源とは何かをあげてみよう。
3. 生きる意味と健康との関係について考えてみよう。

2 | 健康生成論①
ストレス対処と健康生成論

戸ヶ里　泰典

《学習のポイント》　アントノフスキーの健康生成論とその理論モデルである健康生成モデルについて解説する。まずアントノフスキーによる健康生成論の発想の背景と，健康生成論と疾病生成論の違いについて解説する。次に，この理解に必要な基礎知識であるストレス対処のプロセス，ストレスの生体への影響について解説を行う。最後に健康生成モデルの詳細とその考え方について説明する。
《キーワード》　ストレス対処，ストレッサー，汎抵抗資源，健康生成モデル

1. 健康生成論と疾病生成論

（1）健康生成論の発想

　イスラエルの健康社会学者アーロン・アントノフスキーは，1960年代から70年代にかけてさまざまな社会調査と研究を行っている中，次のことに関心を持った。それは，きわめてストレスフルな環境の中で生活していて，多くの人は体調を崩す中，体調を崩さずに元気でいるという人がわずかにいる，という現実である。例えば，イスラエルで実施された更年期女性の調査結果（コラム2−1参照）で，強制収容所経験のある女性で，過酷なストレッサーにさらされながらも心身の健康を維持している女性たちがいたことを見つけた。通常であれば，多くの人の体調を崩す元凶，つまり病気の要因であるストレスフルな環境を問題視する研究者が多い。その中でアントノフスキーは，こうしたストレッサーにさらされながらも，その経験を人間的な成長や成熟の糧にさえして明る

く前向きに生きている人に共通する特性は何かという問題意識を抱えていた。

　そこで，アントノフスキーは次のような考え方を提唱した。つまり，人間の生命や健康にかかわる医学では，疾患とその原因であるリスクファクター（危険因子，例えば，喫煙や肥満など）を取り去るための研究や実践をしている。これを「疾病生成論（pathogenesis）」と呼んだ。他方，新たに「疾患」でなく「健康」に光をあてて，健康を回復させ，増進させる要因をサルタリーファクター（健康要因）と呼んだ[1]。さらに，何が健康を作るのか，という立場を「健康生成論（salutogenesis）」と呼び，この立場で研究・実践を進めていく必要があると提案した。

（2）危険因子と健康要因

　疾病生成論は，医学領域で古くから累々と検討・研究・実践が進められている立場である。先述のように，疾病生成論は危険因子（リスクファクター）を探り，それを軽減・除去することを目的とし，知識を蓄積してきている。ここで，危険因子とは，疾病を発生させ増悪させる要因のことを指す。具体的にどのようなものがあるだろうか。例えばがんの危険因子を挙げてみよう。肺がんで有名な危険因子は喫煙が挙げられている。それ以外にも，年齢，飲酒，特定の食習慣，肥満，運動不足，放射線の被ばく，発がん性物質にさらされること，などが挙げられている。こうした外的な要因だけでなく，生理学的な変化や遺伝子の変化など，内的な要因が関係する場合もある。疾患によって危険因子は大きく異なるが，それは単一の要因ではなくさまざまな要因が複合して疾患の発症につながることがわかっている。

　健康要因とは，健康を回復させ，増進させる要因であるが，どのような要因があるのだろうか。アントノフスキーは，ストレスを経験した

《コラム2−1： 健康生成論発見のヒントになった調査[1]》

　アントノフスキーは1970年代初頭にイスラエルの50歳代の女性を対象とした心身健康に関する調査を行った。調査対象となっているイスラエルの女性たちのうち，ヨーロッパにおいてナチスドイツの強制収容所に収容され，その後イスラエル建国時に移住してきた者もいた。そこで，強制収容所経験がある群とない群とに分けて心身状態を比較した。その結果，強制収容所からの生還群では，心身健康が良好であった者はおよそ30％にとどまり，不良であった者は70％にのぼった。他方，強制収容経験がない者はおよそ50％ずつであった。通常の研究者であれば，強制収容所の凄惨な経験は心的トラウマにもなり当然の結果と考えるところだが，アントノフスキーが注目したのは強制収容所からの生還群のうち30％が心身健康を良好に保っているという事実のほうであった。

	心身健康良好	心身健康不良	計
強制収容所からの生還群	29％	71％	100％
強制収容経験がない群	51％	49％	100％

注）実際の調査結果を概略した数値となっている。

人々へのインタビュー調査や社会学，心理学にとどまらない広範な研究領域における当時の最新の研究や理論について検討を行い，健康要因を整理した。それをまとめたものが健康生成モデルである。健康生成モデルについては後の節で説明する。

（3）疾病生成論と健康生成論の健康の考え方

　疾病生成論における健康と健康生成論における健康はその意味は大きく異なる。アントノフスキーによると，疾病生成論における健康は「疾

病（disease）」と「健康（health）」の二分法で定義できる[1]。つまり，健康でない状態が疾病であり，疾病でない状態が健康であるといえる。危険因子があることにより疾病となる。危険因子を取り除くと疾病にならない。

　他方，健康生成論の健康は「健康破綻（dis-ease）」と「健康（health-ease）」の両極の間の位置とされる。アントノフスキーは，エントロピーの法則（熱力学第二法則）[i]で有名な「エントロピー」に対して「負のエントロピー（negative entropy）」という概念[ii]が健康生成論を提示するうえでのカギになったと述べている[1]。

図2-1　疾病生成論の健康と健康生成論の健康

　つまり，そもそも人間はヘテロスターシス（変化性）であり，無秩序であり，エントロピーの増大の傾向にある。言い換えると，常に無秩序性に向かっている存在であるといえる。しかしそのような中で人間は秩序を保って生きており生活をしている。そこで，社会や生体内では，社

---

[i] 孤立系においてエントロピー（乱雑さの度合い）は決して減少することはなく増大する
[ii] エントロピー増大の法則に逆らうようにエントロピーの低い状態が保たれていること。物理学者エルヴィン・シュレーディンガーの造語としても有名である。

会システムから細胞レベルに至るあらゆるシステムにおいて，そうした無秩序性に向かっている動きに対して抵抗しようとしている（負のエントロピー）状態であると考えてみよう。もう少しわかりやすいイメージとしては，無秩序と秩序が一直線上の極にあり，常に秩序から無秩序に向けて圧力がかかっている状態を想像してみよう。秩序から無秩序に至るのは，エントロピーの法則での前提で，いわば自然の流れと考えることができる。この「秩序」が健康生成論における健康の連続体モデルでの「健康」で，無秩序が「健康破綻」とみなすことができる。

　健康生成論では，生体内から人間社会システムに至るまで，この流れが「ストレッサー」によって引き起こされていると考えている。そしてこのストレッサーがあって当たり前な状態からいかに踏みとどまり，逆に秩序の方向に持っていくことができるのか，という負のエントロピーの要素が「健康要因」ということができる（図2-1）。

　ここで「ストレッサー」という用語が出てきたが，「ストレッサー」とは何かという理解が健康生成論においてはきわめて重要である。次の節ではストレスとストレッサーについて基礎知識を整理していこう。

2. ストレスと健康の基礎知識

（1）ストレッサーとは

　生理学者のセリエは，人間は厳しい環境（周りに存在しているモノ，ヒト）にさらされると，はじめはそこに何とか順応しようとするが，徐々に耐えきれなくなって，病気になってしまう，という過程に目をつけた。そして「厳しい環境」を「ストレッサー」，何とか順応しようとしている状況を「ストレス状態」と呼んだ[2]。心理学者のラザルスはここに，「人と環境との相互作用」を加えることを提案した。つまり，人は，環境とかかわっていく中で，何が，どの程度ストレスなのかを決め

ている。こうした決定を，ラザルスは「認知的評価」と呼んだ[2]。そして，こうした決定を行いながら，周りからの色々な要求や，湧き上がってくる感情を処理していく過程を「対処（コーピング）」と呼んだ[2]。このラザルスによるストレスアプレイザル（評価）モデルの詳細については，『健康と社会（改訂版）』(放送大学教育振興会刊) 第13章において解説しているので併せて学習されたい。

(2) ストレスの原因〜ストレッサー

まずは，ストレスの原因であるストレッサーについて見ていこう。アントノフスキーはストレッサーを，ライフイベント（人生上の出来事），デイリーハッスル（日常のいらだちごと），慢性ストレッサーの3種類に分けた[3]。

1) ライフイベント（人生上の出来事）

事故に巻き込まれたり，親しい人が亡くなったり，災害に巻き込まれる，というような出来事は突然に出会うことがほとんどであり，出会ったとき，私たちは驚き，精神的にも肉体的にもさまざまなダメージが生じる。こうした人生上の出来事のことをライフイベントと呼び，精神科医のホームズとレイは重要なストレッサーとして位置づけた[4]。彼らは，1960年代に調査を行い，配偶者の死を100点とした場合のさまざまな出来事が健康に与える影響の度合いを点数で表現した。例えば，離婚を73点，夫婦別居を65点，刑務所への収容を63点，さまざまな出来事を列挙した上でそうした出来事が健康に与える影響の度合いとして点数化した（詳細については，『健康と社会（改訂版）』(放送大学教育振興会) 第13章を参照)。そして，過去1年間に起こった出来事の合計得点が高いほどストレス関連疾患にかかりやすいことを報告した。

２）日常の苛立ちごと

　日常生活を送る中で，私たちはさまざまなことにイライラする。例えば，通勤のときに交通渋滞に巻き込まれたり，夫婦喧嘩をしたり，職場で不本意な対応をされたり，など枚挙にいとまはない。こうした日常の仕事や生活を送るうえで頻繁に体験する不愉快な事柄や心配事を，ラザルスは日常の苛立ちごと（デイリーハッスル）と呼んだ[2]。日常の苛立ちごとは適応性を低下させやすく，気づかぬうちに心身の健康状態に悪影響を与えるという報告もある。

３）慢性ストレッサー

　サービス残業のような形で超過勤務が続くことや，きわめて負担が大きな仕事をしているにもかかわらず，支援も少なく，給与も少ない状態である人が少なくない。また，有期雇用などの勤務形態で，任期満了後の対応がはっきりしない状況で不安な人も少なくない。日雇いやパートなどで，今日明日にも解雇されるかもしれないような不安定な就労を日々強いられている人もいる。あるいは，騒音や振動などの物理的な刺激が続く中，生活を強いられる人もいる。こうした状態が長期間続くとその人の精神的な負担もまた大きくなってくる。このように，日常生活や社会生活の中で時間的に繰り返されるタイプのストレッサーを慢性ストレッサーと呼ぶ。慢性ストレッサーを受けることにより，身体的にも精神的にも健康状態に影響するという研究結果は大変に多い[4]。

　こうしたストレッサーの種類の中でも，人生上の出来事や慢性ストレッサーは，次に説明する生物学的なしくみを通じ，精神疾患やがんや心臓病をはじめとしたさまざまな病気にかかりやすくする。

(3) ストレスと健康

1) ストレスの体内メカニズム（図2-2参照）

　夜に寝ているときや，家の中で座ってリラックスしているとき，我々の体では副交感神経系と呼ばれる神経系の働きがみられる。この副交感神経の働きで，心臓の鼓動はゆっくりしたものになり，血液やリンパ液は体の隅々まで運ばれ，腸での食物の消化も行われる。

　そうした安静状態が何かの出来事により妨げられ，緊張が走ると，今度は交感神経と呼ばれる神経系が働く。胃に通う血液の量が減り，胃酸の分泌が増える。心臓の鼓動が早くなり，筋肉が緊張して，状況の変化にすばやく対応できるよう，体が準備する。例えば集中して勉強をしたり，仕事をしたりしているときは，このような状態になる。さらに血液の中に「アドレナリン」という物質が増え，体温を上げ，血糖値を上げる[5]。

　こういった交感神経が活動しているときに，さらに不快なこと（大きな音などの刺激や，怒りや嫌な気分）が起こると「糖質（グルコ）コルチコイド」と呼ばれる物質が血液の中に増える。糖質コルチコイドはその名の通り血糖値を高くする作用があったり，体の中の炎症を抑えたり，脳の働きを良くする働きをもたらし，ストレッサーによって生じた体のさまざまな症状を改善する[5]。

　ところが，不快なことがずっと続くことで，糖質コルチコイドは作られ続けて，いわば副作用を体にもたらす。糖質コルチコイドは体の中のタンパク質を壊して糖を作る。その関係で，例えば傷口の傷（我々の皮膚や粘膜はタンパク質でできている）が治りにくくなり，交感神経の働きとあいまって，胃の粘膜にダメージを与えることになる。さらに，胸腺という体内の免疫をつかさどる器官の動きが悪くなり，免疫能力が低下する[5]。

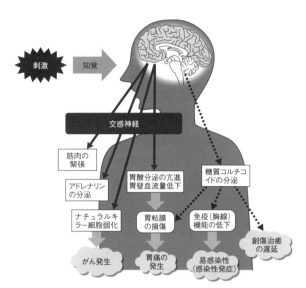

図 2-2　刺激の知覚とストレスによる症状

　また，交感神経系が働き続けることにより，一層免疫の機能が悪くなることがわかっている。たとえばナチュラルキラー細胞という，がん細胞を破壊したりウィルスに感染した細胞を破壊したりするリンパ球は，副交感神経が働いているとよく働くが，交感神経が働いているときは働きが弱くなることがわかっている[5]。

2）ストレス関連疾患

　いわゆるストレス状態が長引くことで，次に示す三つのルートで病気にかかっていくことになる（表 2-2）。一つは，メンタルヘルスへの影響である[5]。ストレス状態が続くことで，活気がなくなり，イライラや不安が膨らみ，最終的には気分が落ち込み，物事がおっくうになり，不眠になり，消えてなくなりたい，と思うような症状が続くことになる。

こうした状態は「うつ」状態と呼ばれ，うつ病などの精神疾患につながっていくことが言われている。そのほかにも，適応障害，パニック障害，心的外傷後ストレス障害（PTSD）などがある。

二つ目は先ほど示したような交感神経や糖質コルチコイドの副作用によるもので，高血圧症，動脈硬化，狭心症・心筋梗塞，胃・十二指腸潰瘍，過敏性腸症候群，潰瘍性大腸炎，アトピー性皮膚炎，慢性関節リウマチ，顎関節症，偏頭痛，がん，などがある[5]。このような，身体の変調ではあるが，その発症や経過にストレスなどの心理・社会的な要素がかかわってきて生じる異常は「心身症」と呼ばれている。通常は循環器内科/外科や消化器内科/外科などの医師が治療するが，心療内科や精神科など医療の各分野が協力して治療にあたっていく必要性が言われている。

表2-1　ストレスによって生じる疾患

(1)メンタルヘルス関係	(2)自律神経・糖質コルチコイド・免疫関係（いわゆる心身症）	(3)健康行動関係
うつ病，適応障害，パニック障害，心的外傷後ストレス障害（PTSD）など	高血圧症，動脈硬化症，狭心症，心筋梗塞，胃・十二指腸潰瘍，過敏性腸症候群，潰瘍性大腸炎，アトピー性皮膚炎，慢性関節リウマチ，顎関節症，偏頭痛，がん　など	*喫煙*によるもの：がん，呼吸器系，循環器系，妊娠・生殖関係 *飲酒*によるもの：肝臓膵臓系，脳神経系，骨粗鬆症，アルコール依存症 *食行動*（偏食・大食）によるもの：糖尿病，高脂血症，肥満，齲歯（虫歯），皮膚病 *性行動*によるもの：性感染症

3つ目は，ストレスによって引き起こされるさまざまな行動によるもので，喫煙や飲酒量が増えたり，食事が偏ったり，危険な性行為に走ったり，健康的に望ましくない行動をとることによるものである[5]。

3．健康生成モデル

（1）健康生成論の暗喩

アントノフスキーの健康生成論の話に戻していこう。アントノフスキーは健康生成論について考えるときに川の流れに人の人生を喩えた[1]。つまり，人間の人生とは川の中に産み落とされ，川の中で，流れに逆らって泳ぎながら，育ち，生活しているようなものである，とした。この「川の流れ」とはストレッサーを指している。川の流れは急流の部分であったり，穏やかな部分であったり，さまざまだが，人生を歩むにあたっても同じようなことをアントノフスキーは考えた。川を人生に例えることは文学や歌や詩の世界でもあるが，健康生成論的にも的を射た喩えといえる。人間は川の流れという遍く存在するストレッサーの中に生きている，と考えることができる。当然のことながら気を許すと沈んだり溺れてしまったりする。また，川の流れがどのようなものかはすでに歴史的，文化的，社会的，物的環境条件によって決まっている[1]。

そこで，人は何とか泳ごうと努力する。人それぞれのスタイルで泳ごうとし，この川の中で泳いでいる人の泳ぎの能力は何によって決まるのか，という問いをアントノフスキーは立てて追究した。つまりその問いは，はじめに説明した「何が健康をつくるのか」という問い，さらに健康要因とは何か，という問いと同じである。先ほども述べたように，ストレスを経験した人々へのインタビュー結果や広範な研究領域の研究成果や当時の最高水準の理論について検討を重ねた。そして究極ともいえ

る健康要因を見つけ，それを首尾一貫感覚（sense of coherence：SOC）と命名した。またこの SOC を中核として，健康要因による健康（health-ease）に向かうための理論モデルを構築した。これが健康生成モデルである。

(2) 健康生成モデルの構築

健康生成モデルの概略図を図 2-2 に示した。健康生成モデルは先述の SOC を中心に，左側が SOC の形成・発達に関わるメカニズム，右側が SOC によるストレス対処と健康の保持・増進にかかわるメカニズムの大きく二つの側面から成り立っている[6]。

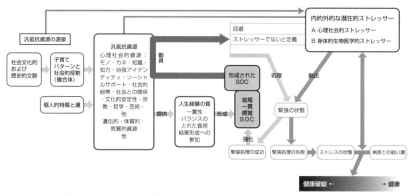

図 2-3　健康生成モデル（概略図）

一番左側には「社会文化的および歴史的文脈」とある。健康生成モデルの大きな特徴はここにあって，健康の源に歴史，文化，社会を想定している点である。例えば，難民キャンプや紛争地で生活を送っている親子と，平和な先進国の高級住宅地で経済的にも物質的にも恵まれた生活を送っている親子とを想像してみよう。上下水道もなく，食糧事情も悪く，衛生状態が悪いだけでなく，先の見通しもつかず，いつまた戦争に

巻き込まれるかわからない社会的な動静など，きわめて不安定な環境下で生活を余儀なくされるだろう。そうでない平和な国の閑静な住宅地の環境と比較すると，健康的に生活を送ることができる可能性は圧倒的に後者の方が大きいことは想像に難くない。

　こうした歴史・社会・文化的な背景によって，生育家庭の社会的役割や子育てのパターンが決まり，それらによって**汎抵抗資源**と呼ばれる資源が決まってくる。汎抵抗資源とは，モノ，カネ，自我の強さ，免疫力，技能，社会的支援，ネットワーク，文化的安定性など，多岐にわたる，多種多様なストレッサーに対抗するのに効果的なあらゆる現象を指している[6]。健康生成モデルの中の流れにおいて汎抵抗資源は大きく二つの役割を持っている[ⅲ]。一つの流れは，人は汎抵抗資源によって人生経験の質が定まり，良質な人生経験を享受することで，SOCが形成される。もう一つは，人はSOCによって，ある現象が汎抵抗資源であって，それが機能するのかどうかを見極め，ストレス対処において動員し活用するという流れである。これらのSOCの役割の詳細については次章で説明する。

　健康生成モデルの右側で，汎抵抗資源はSOCによって動員され，人はストレッサーに対峙することになる。まずそのストレッサーがどのようなものなのかの判断（一次評価）を行う。その結果回避すべきストレッサーなのか，そもそもストレッサーではないとみなせるのか，あるいは対処すべきストレッサーなのかを判断する（なお，この判断にSOCが大きくかかわることになる）[1]。この判断はラザルスのストレスアプレイザルモデルの一部でもある。対処すべきストレッサーと判断された

[ⅲ] 汎抵抗資源がない状態を汎抵抗欠損と呼び，ストレッサーの本質であるともしている点を含めれば3つの役割になるが，ここでは詳細には説明しない。関心がある方はアントノフスキー著『健康の謎を解く』(有信堂高文社刊)を参照されたい。

場合に，ストレッサーによって創出された緊張状態を解除するように汎抵抗資源を駆使して対応を行う。緊張処理に成功した場合，健康の維持増進に向けて「健康―健康破綻連続体」の右側に押し上げることになり，同時に SOC 自体も強化される。緊張処理に失敗した場合，ストレス状態となり，病原とのつながりも相まって，健康破綻に向かうことになる[6]。

（3）ストレッサーと究極の健康要因 SOC

　健康生成モデルにおける中核要素でもある SOC は，アントノフスキーによって発見された健康要因の究極にある概念ともいえる。健康生成モデルは，図 2−1 で示した「健康―健康破綻連続体」の右側，つまり健康（health-ease）の極側に押し上げる要素（健康要因）と要素間の関係性を描いたものである。その中では SOC が形成され，またそれが機能することがストレッサーの処理における中枢であって，いわば SOC が健康の極側に押し上げる健康要因の最たるものであることが描かれたといえる。

　健康生成モデルにおいてストレッサーは一つの要素のように描かれているように見えるが，描画の限界であって，アントノフスキー自身は先述のようにストレッサーは遍く存在しているもの，と位置づけている。モデルの中では，SOC によって評価される存在であり，緊張を与える存在として描かれているが，イメージとしては，先ほどの川の流れであると理解することが適切であろう。この流れに対して，なんとか適応しようとするのが健康生成論であり，健康要因の役割であるといえる。

　また，アントノフスキーはストレッサーを「エントロピーをシステムに取り入れる特性」と述べている。例えば部屋の掃除を怠っているとどんどん部屋にはさまざまな不要なモノやゴミなどが山積していく。ストレッサーは不要なモノやゴミをどんどん部屋に放り込んでくる大きな力

で，生活していく限りこうした流れは続いていくだろう。しかし，奮起して掃除を行うことで不要なモノやゴミを廃棄し，部屋を整理整頓した状態にすることができる。整頓した状態を維持するために，こまめに片づけをする人もいるかもしれないし，年末とか，他人が来るときに，掃除や片づけをする人もいるかもしれない。不要なモノやゴミが山積している状態を，無秩序，つまりエントロピーが増大している状態になぞらえたといえる。そして整理整頓している状態は秩序ある状態で，掃除したり片づけることは秩序に近づける作用である。無秩序な状態が健康破綻，秩序立った状態が健康であり，ほっておくと遍く存在するストレッサーの作用により無秩序に近づく中，健康に近づける作用を持つものが健康要因であり，中でも究極といえる健康要因首尾一貫感覚SOCの作用が大きいといえる。

　そこで，SOCとは何なのか，SOCに関心の基軸を移して，その健康保持機能について見ていくと，さらに具体的な健康生成のメカニズムに関する理解が深まることになるだろう。次章ではSOCとは何か，SOCはどのように健康の維持増進をしているのか，そしてSOCはどのようにつくられるのか，こうした点について，深く見ていきたい。

引用文献

1) アーロン・アントノフスキー，健康の謎を解く―ストレス対処と健康保持のメカニズム，有信堂高文社，2001.
2) リチャード・S. ラザルス，スーザンフォルクマン，ストレスの心理学，―認知的評価と対処の研究，実務教育出版，1991.
3) シェルドンコーエン，リン・アンダーウッドゴードン，ロナルド・C. ケスラー，ストレス測定法―心身の健康と心理社会的ストレス，川島書店，1999.
4) 井上洋士，山崎喜比古，健康と社会，放送大学教育振興会，2011.
5) 室伏きみ子，ストレスの生物学，オーム社，2006.
6) Antonovsky A. *Health, stress and coping*. San Francisco: Jossey-Bass, 1979.

参考文献

1. 山崎喜比古，戸ヶ里泰典，坂野純子編，ストレス対処能力SOC，有信堂高文社：東京，2008.
2. 山崎喜比古，戸ヶ里泰典編，思春期のストレス対処力SOC，有信堂高文社：東京，2011.
3. 山崎喜比古監修，戸ヶ里泰典編，健康生成力SOCと人生・社会，有信堂高文社：東京，2017.

学習課題

1. 健康生成論とは何か，自分の言葉で説明してみよう。
2. ストレッサーの三つの種類の違いはどのようなものだろうか。
3. ストレスによって疾患が発生するメカニズムについて説明してみよう。
4. 健康生成モデルとはどのようなものなのか自分の言葉で説明してみよう。

3 | 健康生成論② ストレス対処力SOCと健康生成論的アプローチ

戸ヶ里　泰典

《学習のポイント》　まず健康生成論の中核概念である首尾一貫感覚（sense of coherence：SOC）についての解説をする。SOCとは何か，その形成・発達はどのようなものであるか，向上策について説明する。また，健康生成論的アプローチの可能性について検討する。
《キーワード》　首尾一貫感覚，健康生成論的アプローチ

1. SOCとは何か

（1）SOCの背景についてのおさらい

　第2章で見てきたように，健康生成モデルの中核にある，究極の健康要因がSOCであった。SOCはストレッサーの対処を成功させる力でもあり，その結果「健康―健康破綻連続体」の健康の極側に押し上げる力を持つ概念であった。そのことを踏まえて，SOCのことをストレス対処力SOCと，「ストレス対処力」という用語を冠して称される場合もある[1]。また，最近の筆者らの著書では，健康生成モデルにおける中核要素であることを前面に出して健康生成力SOCと称してもいる[2]。いずれにせよ直訳すると首尾一貫感覚である。本章でも柔軟にその呼称については用いていくことにする。

（2）SOCの定義と解釈

　それでは，SOCとはいったい何なのか，その実態について見ていく

ことにしよう。まず、アントノフスキーが述べた SOC の定義を以下に示す。

> 「その人に浸みわたった、ダイナミックではあるが持続する確信の感覚によって表現される世界規模（生活世界）の志向性」のことである。さらに SOC は自分の内外に生じる環境刺激は秩序づけられた、予測と説明が可能であるという確信をあらわす把握可能感、その刺激がもたらす要求に対応するための資源はいつでも得られるという確信を表す処理可能感、そうした要求は挑戦であり心身を投入し、かかわるに値するという確信である有意味感の3つの下位概念からなる[3]。

ここからは、三つの下位にある概念（目に見えない特性や感覚などのこと）から SOC は成り立っている、ということがわかる。ただ、その3つがどのようなものか、にわかに理解することは難しいかもしれない。この定義を山崎はわかりやすく次のように解釈している。

> 第1の把握可能感は、自分の日常生活や人生において直面する問題が何に由来するのかということや、何が起ころうとしているのかということについて、納得行く説明が付けられる、理解できるという感覚である。
> 第2の処理可能感は、そうした課題に対し、自分には有効な対処資源（健康生成モデルでは「汎抵抗資源」と呼ばれている）がある程度十分にあって、いつでも動員できる、したがって、その問題はなんとか処理できるという感覚である。
> 第3の有意味感は自分が直面する問題には、解決に向けた努力のしがい、苦労のしがいを感じられるという感覚のことである[1]。

先ほどの定義に比べると，多少は理解できるかもしれない。ただ，初学者は，もう少し例を踏まえながら理解していくことが必要かもしれない。繰り返しになるが，少なくとも，SOCの定義では，三つの下位感覚があるということ，そしてそれぞれ意味があるということについてはここで抑えておきたい。そして，SOCの内容を理解するにはこの三つの下位感覚を抑えることが最も近道ということでもある。

1）把握可能感

世の中が安定していて先行きもみえると思えることで，いわば，安定，安心の感覚ともいえる。世の中に対して安定感を持つことは，これから先に生じるストレスフルな出来事を見越せる自信があるということでもある。また，生じた出来事に対しても納得がいくということになる。そのために，把握可能感が高いと，そもそも出来事がストレッサーとして認識されにくい。また，ストレッサーとして認識され，対処が必要となったとしてもどのような時にどのような資源を活用するのかがみえているために適切な資源を選び出しやすくなり，対処の成功につながる。このように時間的空間的にも刺激がどのような過程で生じどのようになっていくかが，よくみえている感覚ということができる

2）処理可能感

処理可能感は，何かあってもだれか／何かに助けてもらえる，何とかなると思えることで，汎抵抗資源（人的サポートや関係性，カネ，モノなど）を動員して問題の処理ができる，という感覚である（汎抵抗資源については前章で説明済みなのでここでは詳しく触れない）。資源を動員するとき，その資源そのものや使い方をよく知っていないと効率的に使えない。例えば，仕事を進める際に，人手がほしいというとき，誰にどのように応援を頼むとうまく進めることができるのかわかっているとすんなりと進むが，わからないと，大変なことになる。

このように，誰をどういうときにどう活用するか，とか，周りの資源に通じており，そこへの頼り方に自信を持っている感覚ということができる。組織のシステムについての理解を踏まえ，実際に応援を頼み恩恵を受けたというような経験を通じて，効率よく応援を頼めるようになることはよく理解できる人が多いだろう。この能力というか，できるという自信の程度が処理可能感である。この例以外にも仕事上もプライベートでも，人はさまざまな困難なときにさまざまな資源に頼っていく必要がある。処理可能感は一般的に，いざというときにまわりのモノ・人などの汎抵抗資源を，手に取るように扱える感覚，ということができよう。

3）有意味感

有意味感は，生きていくうえで出会う出来事にはすべて意味があって，この先出会うことも挑戦と思えるという感覚である。これから出会う出来事だけでなく，過去に経験した出来事についても，それらが自分にとって，家族にとって，社会にとって，国にとって，大事なこととみなせるかということである。このように大事なこととみなせることで，首尾よく乗り越えること（対処できること）を後押しすることになる。この感覚はストレスに向き合うための原動力でもある。ストレッサーに対処をしなければならないときに，対処という作業にかかるために背中を押すのが有意味感であろう。また，上手く乗り越えたあとに，意味づけが進み，SOCもまた強化されることの根幹にはこの有意味感の存在があるだろう。

（3）SOCと「境界」

把握可能感や処理可能感は，その人が考える生活上の「境界」と大きく関係するといわれている[3]。例えば，ある部署での勤務経験が長くなればなるほど，たいがいの出来事についてはいわば想定内になってい

く。これはその人の把握可能感も高まっているといえる。また，何があっても何とかなると思え，処理可能感が高まっている。

しかし，職場異動して新しい部署に移るとはじめはなかなか勝手がわからず，把握可能感や処理可能感は下がることになるだろう。これは異動によって，その人がそれまで設定していた生活上の「境界」の外に移ったということである。しかしそこでしばらく経験を積むことで再び想定の範囲が広がることになるし，勝手がわかってくる。職場の異動を繰り返すということは，こうした自分自身の「境界」を広げていくということでもある。

ただし注意が必要なのは，把握可能感や処理可能感の強さと「境界」の範囲の大きさとは関係はない。狭い境界内で生活を続けていて，高い把握可能感や処理可能感を有する人生を送る人もいるだろう。つまり，範囲は狭いが，日々生じるさまざまなことは想定内であり，資源の使い方もわかっていて，ストレスに強いことになる。逆に広い範囲で境界を設定していて，なかなか把握可能感や処理可能感が上がらずにいて，ストレスフルに生活を送る人もいるかもしれない。

どのあたりの範囲にしておくのか，ということはその人だけでは決めることができないことも多い。文化的，社会的な要求によってそうならざるを得ないという場合もあるかもしれない。

（4）SOC の測り方
1）目に見えない感覚の測り方

血圧や体温などの指標であれば物理的化学的に測定する機器が開発されており，それを用いて測る。SOC は目に見えない感覚に関する「概念」である。そのような物理的化学的あるいは生物学的に測定する方法は開発されていない。このような場合，心理測定法を用いることが有効

である。このような場合，心理測定法とは何か，という詳しい説明は別の書物に譲るとして，自記式ないし他記式で，本人の主観に基づいて質問に対して回答する測定法が用いられる。例えば，あなたの SOC は高いと思いますか，低いと思いますか，と聞いても，本当に SOC のことがわかったうえでの回答になっているのか定かでない。多くの項目を用意して測定を行う。1 項目のみの尺度を単項目尺度と呼ぶことに対して，これは多項目尺度という。SOC は多項目尺度によって測定される。SOC スケール（尺度）にはいくつか種類があり，もっともよく用いられているのは 13 項目版あるいは 29 項目版である。詳細については，『健康生成力 SOC と人生・社会』（有信堂高文社刊）等を参照されたい。本章では簡便な 3 項目版尺度について説明する。また，臨床上どのように測定した SOC を活用していけばよいかについて述べる。

2）3 項目短縮版スケールの意味

項目数が多いことは，正確に目に見えない感覚を測るために必要な条件でもあった。ただし，例えば，重症患者や寝たきりの高齢者を対象として SOC を測定するというときに 13 項目を回答する力がなく，途中であきらめてしまうということがあるかもしれない。回答したとしても，心身に大きく負担をかけてしまうこともあるかもしれない。

また，研究をするにあたっても，項目数が多い場合に他にもいろいろ問題が生じる。例えば，数千名から数万名の大規模な一般住民調査を行うとき，大変な費用がかかるが，得られたデータは一般化しやすくきわめて有用で貴重なデータになる。そのためできる限り多くの項目を調査票（アンケート）の中に組み込みたいが，13 項目 SOC スケールを入れるとなると，それを主目的にしている場合はまだしも，そうでない場合は抵抗を感じる研究者はきわめて多い。また，そうした大きな調査でないにしても，調査票の中にスペースができたので，何か測ってみたいと

いうときに,13項目全部が入るスペースはない,ということは多くあるだろう。

つまり,項目数が多いということは,測りたい概念の内容が正しく反映された尺度得点になる,という利点(その尺度の妥当性が高まる)がある一方で,回答者の負担が増え,使用の機会が減るという欠点も持ち合わせている。そこで,できる限り妥当性を低めない方向で,短い項目数でSOCを測るツールがあることが最善であると考え,筆者らは3項目短縮版のSOCスケールの開発を検討してきた。

3）3項目版の項目内容について

3項目版の開発にあたって,いくつかの方法が考えられた。一つの方法としては,29項目版のSOCスケールの項目の中から,項目を選んで

《コラム3−1： 3項目版SOCスケール》

(東大健康社会学版3項目SOCスケール)

問　あなたの人生に対する感じ方についてうかがいます。次の(A)〜(C)のそれぞれについて,あなたの感じ方を最もよくあらわしている数字1つに○をつけてください。

	よくあてはまる	⟵⟶					まったくあてはまらない
(A)私は,日常生じる困難や問題の解決策を見つけることができると思う	1	2	3	4	5	6	7
(B)私は,人生で生じる困難や問題のいくつかは,向き合い,取り組む価値があると思う	1	2	3	4	5	6	7
(C)私は,日常生じる困難や問題を理解したり予測したりできると思う	1	2	3	4	5	6	7

短縮版とするという方法である。しかしこの方法は，元々いくつもの項目を重ねて一つの概念を測るという目的で多項目尺度は作られているため，抜き出して3項目にすると，そこでとらえられている内容は，あくまでもきわめて限られた一側面でしかなくなってしまう。したがって測ったもののうち，真のSOCではない部分が際立ってしまう恐れがある（いわゆる「誤差」が大きくなる）。そこで新たに項目を立てることとした（コラム3-1参照）。

SOCの定義が意味しているのは，世の中に対する見方・考え方の「感覚」なので，～できる，というような効力感とは異なる。そこで，把握可能感や処理可能感の語尾には「～と思う」を付けている。当時開発した研究室の名前をとって，東大健康社会学版3項目版SOCスケール（SOC 3-UTHS）と名前がつけられた[4]。その後微妙な文言修正が行われたため，上記に示した現在の最新の版はSOC 3-UTHS ver 1.2となっている。具体的な項目内容については有信堂高文社刊『健康生成力SOCと人生・社会』[2]を参照されたい。

《コラム3-2： 3項目版SOCスケール（SOC 3-UTHS）の標準化得点の出し方》

SOC 3-UTHSもSOC-13と同じように標準得点が出ており，25～74歳の日本国民の平均点（標準偏差）は15.0（3.5）点であった。この標準得点を基準に同じように偏差値を求めることができる。偏差値の計算式は次のようになる。つまり，

$$SOC\ 3\text{-}UTHS(偏差値) = (今回のSOC\ 3\text{-}UTHS得点 - 15) \times 10 \div 3.5 + 50$$

となる。これによって，日本国民全体の中で，その得点がどの程度の水準の得点であるのかを把握することができる。

4）3項目短縮版SOCスケール（SOC 3-UTHS）ver 1.2の計算方法と使用上の注意点

　測定方法は，SOC-29やSOC-13と同じく7ポイントのSD（Semantic Differential）法にした。1「良くあてはまる」から7「全くあてはまらない」として，測定する。計算に当たっては，それぞれ逆転（1⇒7, 2⇒6, 3⇒5, 4⇒4, 5⇒3, 6⇒2, 7⇒1）させて用いることとしている。逆転後に単純に合計得点を求める。3～21点の範囲になる。標準化得点の出し方についてはコラム3-2を参照されたい。

5）SOCスケールの臨床上の活用方法について

　SOCはストレス対処に成功をもたらす機能があり，その結果より人間を健康的な状態にさせる効果がある。ただし，抑うつなどの精神疾患の精神疾患のスクリーニングのツールというような使い方はできない。例えば，学校や職場への適応といった，適応の予測もできますし，予測力を有するとする研究もある。しかし，何点以上で良い適応を見せる，とか，何点以下だとドロップアウトにつながる，というような具体的な数値基準の検討は十分にできていない。このあたりについては，今後のさらなる研究的な検討結果を待つ必要があるだろう。

(5) SOCの機能や効果についてわかっていること

　前章の健康生成モデルについて見てきたように，SOCは環境からの刺激に直面した際に3つの下位感覚を発揮して対処の成功をもたらし，健康の維持増進につなげる機能を持つ。この機能については数多くの研究成果が存在している。例えば，中村らは，石川県のコンピュータ会社に勤務する35歳から65歳の125名の男性を対象にした横断研究で，ナチュラルキラー細胞活性およびリンパ球の占有比率の両者に対し，SOCのほか，年齢やヘルスローカスオブコントロール（Health Locus of Control），喫煙，飲酒，運動習慣等の影響をみたところ，SOC と喫煙習慣のみが関連性をみせたと報告している[5]。Togari らは，都内の大学生を対象とした 2 年間の追跡調査で，SOC と SOC の 2 年間の変化が，その後の精神健康状態や，大学生活の充実度や進路選択の順調さの予測をしていることを明らかにした[6]。また，山崎は，薬害 HIV 患者の 7 年間の追跡調査で，SOC レベルが高いと，AIDS 発症と身体症状数はそれぞれ抑えられ，精神健康度と情緒的サポートネットワークの範囲はともに守られるという関係を明らかにした[7]。

SOC は，罹患率，死亡率などの客観的な指標や，主観的健康度や well-being，QOL といった主観的指標の予測に関する研究も多く出ている。これらはエリクソンとリンドストロム（Eriksson & Lindström）によって，数多くの研究をまとめて結論を出すシステマティックレビューが行われ，ほぼすべての研究で関連性を有していることが示されている[8]。

2. SOC の作られ方

（1）SOC の作られ方の基本

前章の健康生成モデルで見てきたように，SOC は良好な人生経験によって育まれる。ただし，人間の発達段階や，置かれている社会文化的状況によって，汎抵抗資源は定まってくる。定まる汎抵抗資源によって人生経験の質はさまざまになる。人生経験の質が良好であることにより SOC が形成される。そのような，SOC を育む共通した良好な人生経験とはどのようなものだろうか。

ひとつは，ストレッサーに直面したときに，さまざまな対処資源をうまく活用して，周囲の資源に対する信頼が増す経験（バランスのある負荷の経験）である。いまひとつは，自分自身が重要な場面に参加し，そこに関わっている，という経験（結果形成への参加の経験）である。最

後が，ルールを守ることにより幸せであるとか，ルールを破ることでペナルティが与えられるなど不条理でないこと，そしてそこにいることの安心感や安定感を確信できる経験（一貫性のある経験）である[3]。これらアントノフスキーによって紹介された3つの良好な人生経験について，詳しく見ていこう。

（2）バランスのある負荷の経験

　この経験についてアントノフスキー自身は「過大負荷―過小負荷のバランス」というような表現を用いている。要するに，対処できないような大きな負荷（ストレッサー）でもなく，全く対処する必要のないような負荷でもない，適度な（対処可能な）負荷を受ける経験，という意味である。

　例えば，新卒新入社員が入社直後に重要なクライアントの案件を担当させられるというような場合を考えてみよう。もし，実践訓練の教育のつもりであれば，責任担当者の適切なサポートや，そのチームのメンバーや上司からのさまざまなサポートとともに乗り越えていくことで実務能力をつけていくことになるだろう。そのようなときにサポート担当もつけず上司や会社からの支援もなく，単独で担当させるというのは，その新入社員にとっても対処の限度を超えた過大負荷ともいえるだろう。といって，新人が，サポートの必要もないだけでなく，本人は何も苦労もしなくて済むような案件ばかりを担当させられる場合は，資源の使い方について学ぶ機会が得られず，結局何の実務能力の向上も期待できない。これはまさに過小負荷といえる経験である。つまり，その人がさまざまな資源を駆使して乗り越えることができる程度の負荷が与えられ，それを実際に乗り越えていくという経験が，バランスのある負荷の経験ということになる。

（3） 結果形成への参加の経験

　この経験は読んで字のとおりの経験で，結果につながる重要な場に参加していると自分自身が納得できるという経験である。例えば，社内の会議でなんらかの方向性を決める際，その場に参加している場合を考えてみよう。重要なのは，自分自身が会社の方針に何がしかかかわっている重要な場にいると考えることができるかということである。その場で多くの発言をし，自分の発言の通りに方針が決まったとする。しかし，その時に多くの発言をした本人が，たいして重要な場ではなく，発言もたいしたことがないと考えていたとすると，それは結果形成への参加の経験にはならない。発言の回数は少なかったとしても，少なくともその会議や議論は今後を左右する重要なものであるととらえ，議論に対して同意を示すということで結果に何がしか関与した，と考えることができれば，それは結果形成への参加の経験となる。社内会議でなくとも，さまざまな場において行っている仕事に対して，重要な結果につながっているという認識が持てるかどうか，ということがカギとなる。

（4） 一貫性のある経験

　ルールや決まり事，規範が明確であるなかで，それを遵守すると良く，遵守できないと悪い，というような価値判断がはっきりしている，と認識できる経験である。例えば，同じ仕事をしてもある人は評価され，自分は評価されない，というときに不条理を感じる。この不条理感覚が生まれる経験は一貫性のない経験ということになる。あるいは上司が，昨日はこの方法で行く，と言っていたのに，今になってからその方法ではなく，こちらの方法でいく，と命令されたということがあったとしよう。このようなまさに朝令暮改の事態が生じていると，そこで働く人々は混乱する。このような状況は一貫性のない経験ということにな

る。

　一貫性のある経験は，本人の認識だけでなく，ルールや規範が設定される環境が重要な位置を占めている。良い環境なしにこの経験はできないということである。労働者を対象とした研究で，SOCの向上においてリーダーシップのある環境が大きく影響しているという研究がある。これは，一貫性のある経験が大きく関与しているのではないかと考えられる。

　筆者らの一般の労働者を対象とした研究で，現在の職場が1年後倒産している可能性があるかどうかを聞き，その可能性が高いと回答した人や，その可能性が強まった人はその後4年間でSOCが低下するという結果も出た。不安定就労や，正規雇用であったとしてもこのように倒産などの変化が生じる環境というのも一貫性を欠く環境になっているといえるだろう。

（5）三つの経験のとらえ方・考え方

　バランスのある負荷の経験は処理可能感に，結果形成への参加の経験は有意味感に，一貫性の経験は把握可能感に影響すると言われている。ただし，これら三つの経験はあくまでも経験を見るときの角度を示しているが，経験を3分類するというものではない。たとえば，ある会議に参加したという経験は，結果形成への参加の経験である一方で，別の角度から見るとバランスある負荷の経験になっているだろう。また，別の角度から見れば一貫性のある経験となっているだろう。

　この三つの経験の軸でいずれも良好な経験といえるような経験は，一言でまとめると，ポジティブに意味づけできる経験といえるだろう。自分にとって何かよいものを得ることができたとか，何か考えが変わったとか，大事に思うようになったとか，そのような良い意味づけができる

ような経験は，SOC を形成・向上させる経験といえるのではなかろうか。

こうした経験は，一朝一夕でSOC の向上に効果があるというわけではない。日々の生活の中で，繰り返し実感し，経験し，確認していく作業が重要といわれている。

（6）良いところや大事な人・モノに気づくこと

これまで述べてきたように，SOC を向上させるための良好な人生経験の前提条件としては，環境が整備され，資源が準備されているということである。しかし，それだけでは十分ではない。そうした環境や資源に本人が気づくことが必要である。逆に，準備された環境や資源が一見不十分に見えても，本人がそれを十二分に認識し活用し頼ることができればそれはそれでよいということでもある。

環境や資源に気づくということはどういうことなのだろうか。例えば結果形成への参加の経験の説明のときに述べたように，自分が直面する生活上の出来事の一つ一つに対して「挑戦」とか「大事なこと」というように思えることが挙げられる。また，バランスのある負荷の経験のときに必要なのは，頼れるモノや人を探して使う，ということであった。このような，「大事と思うこと」「頼れるモノ・人」のほかに，自分自身の中の「持ち合わせている強み」を見つけるということもある。このように，いわば良いところ探しをするということがSOC の向上で重要な個人の認識といえる。

また，気づきを促してくれる人（頼れる人）の存在も重要である。例えば教育的指導をする際には，知識や技術を教えるだけでなく，どのような資源があって，どのように資源を利用できるのか，また，どのように資源に気づけるのか，という観点での指導が必要になるだろう。環境

がそろい個人の気づきが促されることでSOCが上昇する道が開かれることになる。

3. 健康生成論的アプローチとSOCの扱い方

（1）健康生成論的アプローチとは

　健康生成論的（サルートジェニック）アプローチとは，健康生成モデルを用いることによって臨床，福祉，教育，などのさまざまな実践現場における問題解決につなげる方策を指す[9]。また，健康生成モデルが前提としている健康生成的な志向性に基づいて問題解決を進めていくアプローチと位置づけられる場合[10]もある。健康生成的な志向性について，アントノフスキーは次の6点にまとめている[3]。

① 健康を，健康か疾病かの二分法ではなくて，健康─健康破綻の連続体上で見ること。

② 疾病の病因のみに着眼するのではなく一人の人間のストーリーに着眼するということ。

③ 疾患の原因を問うのではなく，健康─健康破綻の連続体で健康側に移動させる要因を問うこと。

④ ストレッサーは忌み嫌われなくすべき存在ではなく遍く存在していると見ること。またストレッサーへの対処によっては健康的なものとなりうるとみなすこと。

⑤ 魔法の弾丸のような解決法を探すのではなく，環境への積極的な適応を探ること。

⑥ 逸脱ケースに常に目を向けることによって得られるものが疾病生成論的なアプローチよりも多いこと。

こうした志向性を踏まえたうえで，健康生成モデルに基づいたアプローチを行っていくことが健康生成論的アプローチである。

（2）SOC の扱い方

　健康生成論的アプローチを進める中で SOC はどのように扱っていけばよいのだろうか。少なくとも SOC はうつ病や環境不適応の状況を予測することがわかっている。しかし，SOC スケールの得点が何点以下の場合，うつ病の発症のリスクが高まる，というようなスクリーニングツールとしての検討はされておらず，そのような形で活用することは，現在ではまだできない。

　その一方で，定期的に SOC スコアをモニタリングする意義はあるだろう。SOC は環境と働きかけによって育まれる特徴があることについては，これまでに述べてきた。例えば，職場環境の心理的あるいは組織的改善の取り組みを行ったとしよう。その結果，その部署の業績が向上した，ということは，会社の経営的な観点として重要かもしれない。ただしそれは同時に，その組織の従業員自身の SOC の向上にもつながっていること，そして SOC の向上によって健康に影響し，職場適応にもつながっている，ということについて，特に人事労務部門で働く人や，職場の管理職などの役割を持っている人は良く認識しておくことが必要だろう。

　このようなことを踏まえるなら，SOC を人事考課や採用試験に用いることはできないかと考えた人もいるかもしれない。しかし SOC はまだ解明されていない部分が多くあり，それは勧められない。例えば，高すぎる SOC は固い SOC（rigid SOC）と呼ばれて，機能不全となっている可能性があるともいわれている。また，どの程度から固い SOC といえるのか，ということも良くわかっていない。あくまでも，教育や研究目的で用いることが現段階では原則となっている。

引用文献

1) 山崎喜比古, 戸ヶ里泰典編. *思春期のストレス対処力SOC*. 東京：有信堂高文社；2011.
2) 山崎喜比古監修, 戸ヶ里泰典編. *健康生成力SOCと人生・社会*. 東京：有信堂高文社；2017.
3) アーロン・アントノフスキー. 山崎喜比古, 吉井清子監訳. 健康の謎を解く. 東京：有信堂高文社；2001.
4) Togari T, Yamazaki Y, Nakayama K, Shimizu J. Development of a short version of the sense of coherence scale for population survey. *J Epidemiol Community Heal*. 2007；61：921-922.
5) Nakamura H, Ogawa Y, Nagase H, et al. Natural killer cell activity and its related psychological factor, sense of coherence in male smokers. *J Occup Health*. 2001；43(4)：191-198. doi：10. 1539/joh. 43. 191.
6) Togari T, Yamazaki Y, Takayama TS, Yamaki CK, Nakayama K. Follow-up study on the effects of sense of coherence on well-being after two years in Japanese university undergraduate students. *Pers Individ Dif*. 2008；44(6)：1335-1347. doi：10. 1016/j. paid. 2007. 12. 002.
7) 山崎喜比古, 戸ヶ里泰典, 坂野純子編 *ストレス対処能力SOC*. 東京：有信堂高文社, 2008.
8) Eriksson M, Lindström B. Antonovsky's sense of coherence scale and the relation with health: a systematic review. *J Epidemiol Community Heal*. 2006；60(5)：376-381. doi：10. 1136/jech. 2005. 041616.
9) Lindström B, Eriksson M. The salutogenic approach to the making of HiAP/healthy public policy: illustrated by a case study. *Glob Health Promot*. 2009；16(1)：17-28.doi：10.1177/1757975908100747.
10) Sagy S. Preventing Drug Abuse among Children and Adolescents: Where Does the Salutogenic Approach Direct Us?
http：//dx.doi.org/10.4236/health.2014.67073. *Health（Irvine Calif）*.2014；(6)：541-548. doi：10. 4236/health. 2014. 67073.

参考文献

1. 山崎喜比古，戸ヶ里泰典編．思春期のストレス対処力SOC．東京：有信堂高文社；2011．
2. 山崎喜比古監修，戸ヶ里泰典編．健康生成力SOCと人生・社会．東京：有信堂高文社；2017．
3. アーロン・アントノフスキー著．山崎喜比古，吉井清子監訳．健康の謎を解く．東京：有信堂高文社；2001．

学習課題

1. SOCを構成している三つの下位感覚とはどのようなものだろうか。
2. SOCを形成する三つの良質な経験とはどのようなものだろうか。
3. 自分の身の回りで健康生成論的アプローチを実践するとすれば，それはどのような場面でどのようなアプローチが必要だろうか。考えてみよう。

4 | さまざまなストレスに強い力

戸ヶ里　泰典

《学習のポイント》　健康生成論における中核概念である首尾一貫感覚SOC（sense of coherence）だけでなく，さまざまなストレスに強い力の概念が提唱されている。ここでは代表的な4つの力（レジリエンス，ストレス関連成長，楽観性，統御感）について，それぞれの内容，測り方，健康影響について紹介する。また，第3章で見たSOCと比較して，どのような類似点があるのか整理していく。
《キーワード》　レジリエンス，ストレス関連成長，オプティミズム，統御感

1. ストレスに強い力とは

　第2章で見てきたように，ストレスにはさまざまな意味があり，ふだん私たちが使っているストレスという用語も細かく分けることができる。ストレスの源であるストレッサー，ストレス状態やストレス反応など，さまざまな使い方がある。こうしたさまざまな局面を総称してストレス，と言うとき，「ストレスに強い」ということはどういうことを意味するのだろうか。通常はストレスをものともしない，と考える人が多いだろう。しかし，第3章で見てきたように，SOC（sense of coherence：首尾一貫感覚）が強い人は，そもそも刺激をストレッサーとみなさない，あるいは，ストレッサーを乗り越えるときに適切な資源をタイムリーに活用する，といった特徴があった。さらに，免疫系も含む生理機能がうまく働くことで健康の維持増進につながるほか，ストレッサーを乗り越えた場合にそれを糧にできるなど，SOCにはさまざまな

働きもあることがわかっている。つまり，ここで言う「ストレスに強い」という意味は，SOCを元に考えると，単に強靭で我慢強いという意味ではない。うまく・首尾よく，やりすごしていて，経験を無駄にしない力，というように整理できるかもしれない。

　そこで本章ではSOC以外で提唱されている「ストレスに強い力」を扱う。SOCはまさに「ストレスに強い力」の典型であり，つまり本授業全体のテーマでもある「健康への力」の代表格にあり基礎になる力でもある。ただしSOC以外にも，さまざまな研究領域でさまざまな研究者の手により健康への力について研究が取り組まれている。そこで，本章ではSOC以外の「ストレスに強い力」として，レジリエンス，ストレス関連成長（stress related growth），楽観性（optimism），統御感（sense of control/sense of mastery）の4つを取り上げる。いずれも1980年代ごろから2000年代にかけて，心理学や社会心理学，社会学の領域などで注目されてきており，現在も多くの研究が行われている。なお，カタカナ用語が多く出てくるのは，適当な日本語が存在せず，英語読みをそのままカタカナにしたためで，それが日本国内の研究者の間で定着してきているためである。徐々に慣れていってほしい。

2．レジリエンス

(1) レジリエンスとは

　レジリエンス（resilience）はここ半世紀の間多くの研究が行われている概念であり，さまざまな研究者により定義が行われている。本章では特に心理系研究者によるレジリエンス概念（日本語では精神的回復力と呼ばれることがある）について着眼していこう。レジリエンスの定義でよく用いられるものは，「脅威を与える状況・逆境下において，ポジティブに適応する過程，能力，およびその結果[1]」，あるいは，「脅威を

《コラム4－1： 目に見えない感情や性格，志向性などの測り方》

　第3章のSOC（首尾一貫感覚）を測るという時にも説明があったように，目に見えない，感情や性格，志向性などを測定するときには，心理測定法という方法で測定する。本章の，レジリエンスやストレス関連成長などの測り方で取り上げられている測定法はみな心理測定法を用いている。その中でもよく用いられているのが，多項目尺度法という方法である。「多項目尺度」とか，単に「尺度（スケール）」とも呼ばれる。インベントリー（Inventory）とか，日本語で「測度」と呼ばれることもある。測るものによって，いろいろな表現が使われるが，結局のところこの多項目尺度法で測っているものだ，と理解できればよいだろう。

　多項目尺度法とは例えば質問紙で生活の満足度について質問するとき，「あなたは現在の生活に満足していますか」と質問して，「満足」「やや満足」「ふつう」「やや不満」「不満」など段階をつけて聞くことを想像するだろう。しかし，ここで回答する人にとって，聞かれている「現在の生活」が何を意味しているのかは，人それぞれにならざるを得ない。ある人にとっては家庭生活のつもりであり，ある人にとっては職業生活のつもりかもしれない。そこで，はじめからいくつか項目を準備して，「家庭生活に満足していますか」「職業生活に満足していますか」「余暇生活に満足していますか」など，細かく分けて聞き，それを総合した方が，包括的な「生活の満足」を聞くことにつながるだろう。こうした方法を多項目尺度法という。この細かな方法については，さまざまな手続きや手順が決まっている。心理学の授業科目などを参照されたい。

与える状況・逆境を，乗り越え，潜り抜け，跳ね返す能力（ability）によって特徴づけられる比較的安定した性格特性[2]」と言われている。

（2）レジリエンスとSOCは同じか，違うのか

　この定義は一見するとSOCとほぼ同じ内容を示しているように見え，

実際に SOC と同様の機能であるとみなす研究者もいる[3]。ただし，山崎によると，レジリエンスと SOC とは，次の3つの点で異なるといわれている[4]。第一はレジリエンスには健康を創りだすという機能は含まれていない点である。レジリエンスはストレッサーを緩衝し，メンタルヘルスへの予測力があることはさまざまな研究から経験的にわかっている。しかし，それはあくまでも結果的に関連することが明らかになったのであって，第2章で見たように，健康の定義の段階から編み出された健康生成力概念でもある SOC とは，成り立ちが異なる。

　第二は，レジリエンスはあくまでも心理学的概念であり，感情のコントロール，希望，自身の関心傾向といった，自己の内面性が中心となっている点である。その一方で SOC は，周囲の環境や人生といった広範囲の世界とともにある相互依存関係の自己を前提とした概念になっている。ただし，レジリエンスの中には，自己の内面性だけでなく，ソーシャルサポート（社会的支援）や，社会的スキルといった関係性にかかわる要素が存在しているとも言われている。こうした広い意味で使われる資源（リソース）の保有や活用力としてのレジリエンスを提案している研究もある[5]。

　第三は，レジリエンスは「回復力」だけでなく，「復元力」「弾力性」とも訳され，「あきらめない力」「折れない力」とも呼ばれることもある点である。つまり，これらはストレッサーへの対処のあり方に関する概念であるのに対して，SOC は人生への柔軟な向き合い方・関わり方に関する概念であり，意図している範疇が若干異なる。また，困難に対して人生の中でポジティブに意味づけること，特に自身の人生や周囲にとって大事な経験を「挑戦し甲斐がある」と意味づけることが SOC の特徴の一つになっている。

（3）測り方にみるレジリエンスの内容

　日本国内においても，レジリエンスを測るためのレジリエンス尺度は多く開発されている[6-8]。SOC に関する多項目尺度はいくつかに限られていることときわめて対照的な状態にある。コラム 4-2 に，レジリエンス尺度をまとめたものを示した。ここには，例として，各尺度のうち数個の項目を示したのみである。このように尺度によって内容はきわめて多岐にわたっている。正確な測定をしたいという場合は，原典にあたることをお勧めしたい。

　それでは，その内容はどのようなものが提案されているのか，各測定尺度の構成概念から整理してみよう。

　まず，精神的回復力尺度[6]では，「新奇性追求」「感情調整」「肯定的な未来志向」の三つが挙げられている。二次元レジリエンス要因尺度[7]では，資質的要因と，獲得的要因の二つが因子として挙げられている。資質的要因としては，楽観性，統率力，社交性，行動力のそれぞれが，獲得的要因としては，問題解決試行，自己理解，他者心理の理解のそれぞれがさらなる下位の要素として挙げられている。S-H 式レジリエンス検査（パート 1）[8]では，ソーシャルサポート，自己効力感，社会性の三つが挙げられていた。レジリエンス尺度[9]では，'I am'，'I have'，'I can'，'I will/do'，の四つが挙げられていた。なお，'I am' とは自分を肯定的に捉えること，'I have' は対人的安定性，'I can' は自分の能力に対する信頼感，'I will/do' は将来に対する楽観的見通し，を意味している[9]。

　さらに，コラム 4-2 には紹介していないが，全 131 項目から成る「資源の認知と活用を考慮した Resilience の 4 尺度」がある[5]。これは，レジリエンスを，個人内資源の認知，個人内資源の活用，環境資源の認知，環境資源の活用，の四つに分け，それぞれ 4 側面を測定する 4 尺度から成る。個人内資源の認知尺度には，楽観的思考，社交性，関心の持

続，多様性，有能感それぞれがある。個人内資源の活用には，楽観的行動，熟慮的行動，気晴らし行動，状況分析行動のそれぞれが含まれる。環境資源の認知，ならびに活用のそれぞれには，家族資源・仲間，先輩資源，友達資源のそれぞれの認知，ならびにそれぞれの活用から成る。

3．ストレス関連成長

（1）ストレス関連成長とは

　ストレスフルな状況下でメンタルヘルスにダメージを受ける者が多い中，健康が維持できるばかりか，良好な状態を保っている人もいる。その原動力の一つとして昨今ではストレス関連成長（stress related growth：SRG）あるいは心的外傷後成長（post-traumatic growth：PTG）あるいはベネフィットファインディング（BF）という概念が注目されている。ストレス関連成長は，「ある特定のストレスフルまたはトラウマティックな出来事に関する経験に関連して生じる現実的・実質的な変化」と定義されている[9]。なお，ストレス関連成長と外傷後成長は類似しており，両方ともストレスからの真の成長的変化を反映する概念である。テデスキとカルホーン[10]によれば，こうした変化は次の三つのカテゴリによって生じるとされている。一つは「自己認知（self-perception）」であり，一つは「対人関係（interpersonal relationships）」であり，もう一つは「人生哲学（philosophy of life）」である。

（2）自己認知の変化

　自己認知の変化とは，経験を通じて，困難な状況を乗り越える能力だけでなく，積極的に困難に向き合うことになること，将来出会う可能性があるさまざまな困難は一般化して対応できるようになることを指す[10]。つまり，困難に対して，逃げ腰ではなく，前向きに向き合う，と

《コラム 4-2： さまざまなレジリエンス尺度の項目例》

　レジリエンス尺度にはさまざまなものが開発されている。ここには代表的な尺度名と，その項目名を紹介する。尺度全体を参照したい場合は，各論文などにあたってみよう。

1. 精神的回復力尺度[6]　全21項目5件法
   - いろいろなことにチャレンジするのが好きだ
   - 自分の感情をコントロールできる方だ
   - ねばり強い人間だと思う
   - あきっぽい方だと思う
2. 二次元レジリエンス要因尺度[7]　全21項目5件法
   - どんなことでも，たいてい何とかなりそうな気がする
   - つらいことでも我慢できる方だ
   - 思いやりを持って人と接している
   - 嫌な出来事があったとき，その問題を解決するために情報を集める
3. S-H式レジリエンス検査（パート1）[8]　全27項目5件法
   - 必要なときに頼りにできる人がいますか
   - 今後，信頼できる人に会えると思いますか
   - これからする仕事が難しそうでもやっていけると思いますか
   - そのときの状況によって，計画を変えることができると思いますか
   - どんな人ともうまく付き合うことができますか
4. レジリエンス尺度[9]　全29項目5件法
   - 自分にはかなり自信がある
   - 自分には良いところがたくさんあると思う
   - 私の考えや気持ちをわかってくれる人がいる
   - 自分の問題や気持ちを打ち明けられる人がいる
   - 一つの課題に粘り強く取り組むことができる
   - いやなことがあっても次の日には何とかなりそうな気がする

考えることができるようになること，また，今後どのような困難に出く

わしたとしても，それに振り回されず，客観的に見ることができるようになる，と理解できるだろう。自分が強くなったと思う，とか，何が起こっても大丈夫と思える，というような言葉は，この自己認知の変化によるものということができよう。

（3）対人関係の変化

　対人関係の変化は，衝撃的な出来事に直面したときに，その出来事の結末について他者に自己開示していくことが必要になってくることに始まる変化である[10]。そうした自己開示の相手は，自分自身の社会的ネットワークの中の適切な人であるが，そうした人への自己開示という行動は，より多くの人につながる新たな行動をとる機会となりうる。自分自身の弱さを認識することで，より強い感情表現する力を得て，手助けを受け入れる意思が生じ，これまで気がつかなかった社会的支援を活用することにつながる可能性がある。

　なお，自己開示（self-disclosure）とは，心理学用語で，自分に関する情報について，肯定的な面も否定的な面も含めて，ありのままを言語を介して他者に伝える行為を指す。一方の自己開示により，他方の自己開示も促され，コミュニケーションが活性化することもわかっている。

　例えば，就職活動に失敗したという経験をしたA君は，その経験を一人で抱えているとつらくなるので，誰かに話そうとする。例えば，あまりそうした話をしたくなかった友人のB君に事の顛末を話したところ，実はB君も似たような経験をしたという話を聞き，絆が深まった。また，Cさんは乳がんの診断を受けてショックであったが，夫に話したところ，想像以上に温かく受け入れてくれ支えになってくれた。このように，衝撃的な経験をしたとしても，自己開示を通じて，対人関係が良い方向に変化することが十分にありうるのである。

（4）人生哲学的変化

衝撃的な出来事の経験により，その意味を再認識することで，感情の開放を経験し，人生の基本設定やそれが持つ意味を変える新しい哲学を持つことがある。また，自らの存在意義を強く感じるようになったり，人生を楽しむようになったり，信仰を強く持つものも出てくることがわかっている。こうした変化を<u>人生哲学的変化</u>と呼ぶ[10]。

例えば，一日一日を大事に生きようと思うようになる，とか，無理をしないでよいと思えるようになった，などという発言は，人生哲学的な変化が生じているということができよう。

（5）ストレス関連成長と外傷後成長，ベネフィットファインディング

ストレス関連成長と外傷後成長，ベネフィットファインディングの三つはどのように共通し，どのように異なるのだろうか。外傷後成長は，地震，戦争などの，凄惨な出来事の後に期待される成長である一方で，ストレス関連成長は，そうした出来事だけでなく，日々のストレッサーや介護など，慢性的なストレッサーからも生じる点で異なるとされており，SRGのほうがより広い事象をとらえた概念ともいえる。ただし，外傷後成長も，拡大されて，一般の出来事も包含するとされることもあり，必ずしも明確に切り分けることはできないだろう。ベネフィットファインディングは，経験を経てベネフィット（利益）をファインディング（発見）したとする感覚である。外傷後成長よりもベネフィットファインディングのほうが短期的に生じる変化が期待できるともいわれている。ただし，多くの研究者は，これらを類似の概念としてひとまとまりに取り扱う傾向にある[13]。

(6) ストレス関連成長の測定

ストレス関連成長の測定尺度もさまざま提案されている。ストレス関連成長インベントリー[9]，外傷後成長インベントリー[10]，認知的ベネフィット尺度[11]，ベネフィットファインディング尺度などが使用されている。これらの一欄を表4-1に示す。いずれの尺度においても，個人が，最もストレスの強い出来事の結果として，各項目について変化した程度を評価するよう求められる。

なお，ストレス関連成長の測定における問題として，既存尺度のほとんどが，ポジティブな回答のみを扱う問題点について指摘されてきている。これは，ストレスや対処の失敗によるネガティブな変化を看過または軽視することにつながりかねないこと，また，社会的望ましさバイアス[i]による回答の偏りや，偏りによる因子構造の変化の恐れも指摘されている。そこで，最近では，ポジティブな部分（得たもの，見つけたも

表4-1 ストレス関連成長に関するさまざまな測定尺度

名称	研究者	項目数	構造	構成概念
ストレス関連成長インベントリー	Park[9]	50	一次元	
外傷後成長インベントリー	Tedeskiら[10]	21	五次元	「他者との関係」「新たな可能性」「人間としての強さ」「精神的な変容」「人生に対する感謝」
認知的ベネフィット尺度	McMillenら[11]	38	三次元	「人間的変化」「他者との親密性の増加」「資源の獲得」
ベネフィットファインディング尺度	Tomichiら[12]	16	二次元	「人間的成長」と「受容」

---

[i] 回答の偏りのことで，人間が他人に好まれることを報告する傾向があるということに基づく。これによって，良いことが過度に報告され，悪いことが過小に報告されることとなる。

の）だけでなくネガティブな部分（なくしたもの，見失ったもの）も同時に測定する形で工夫がなされるようになっている。コラム4-3にそうした双方をとらえようとした尺度の例を示す。

《コラム4-3： ストレス関連成長尺度の例》

薬害HIV感染被害者のポジティブ・ネガティブの変化の認知に関する尺度[14]を例として示す。これは，ポジティブな変化だけでなく，ネガティブな変化もとらえようとしたものである。全10項目のうち，5項目を例として示す。

HIVの被害にあってから今までに，あなたには以下の点でどのような変化が生じましたか。(1)から(10)の各項目について当てはまる数字ひとつに○をつけてください。

HIVの感染被害にあってから今までに…

(1) あなたは精神的に，
1··········2··········3··········4··········5
弱くなった　どちらかとい　どちらともい　どちらかとい　強くなった
　　　　　　えば弱くなった　えない　　　　えば強くなった

(2) 人生を乗り越えていく自信は
1··········2··········3··········4··········5
減った　　　どちらかとい　どちらとも　　どちらかとい　増えた
　　　　　　えば減った　　いえない　　　えば増えた

(3) 新しい生きがいや人生の楽しみは
1··········2··········3··········4··········5
まったく得ら　ほとんど得ら　少し得られた　かなり得られ　おおいに得ら
れていない　れていない　　　　　　　　　た　　　　　　れた

(4) 人や社会のために役に立ちたいという思いは
1··········2··········3··········4··········5
弱くなった　どちらかとい　どちらともい　どちらかとい　強くなった
　　　　　　えば弱くなった　えない　　　　えば強くなった

(5) 家族との関係・絆は
1・・・・・・・・・・・・2・・・・・・・・・・・・3・・・・・・・・・・・・4・・・・・・・・・・・・5
弱くなった　　どちらかとい　どちらともい　どちらかとい　強くなった
　　　　　　えば弱くなった　えない　　　　えば強くなった

4．楽観性と統御感

（1） 学習性無力感と楽観主義

　「あの人は楽観的な人だから」とか，「私は悲観的になっている」など，日常的に楽観的，悲観的，という用語は人の性格傾向を表す用語として使われている。しかし，研究的に楽観性（optimism）について追究する動きは，1970年代ごろより続いている。比較的古くにこの概念に着眼した研究者の一人がマーティン・セリグマン（Seligman, M）である。心理学者のセリグマンは，動物実験（犬，ラット，マウス，ゴキブリ）で，最初に自分の力では抗うことができない不快な刺激を与えられ続けると，次に困難に出会ったときにそれに抗うことなくあきらめてしまう，という結果を示した。彼はこの感覚を学習性無力感と呼んだ[15]。

　セリグマンは，さらに，人間を対象として，トリアディック試験という実験を行った。研究参加者をランダムにABC 3つのグループに分けて，次のような経験をさせた。まずAグループには不快な騒音を聴かせるが，ボタンを押すと騒音がやむ経験をさせた。BグループにはAグループと同様の騒音が聞かされるが自らの意思で騒音は鳴りやまず，外の人間がそれを操作した。Cグループは何の刺激も受けず経験をしない，対照群とした。

　ABCの3つのグループに分けて騒音の経験をしたのちに，別の場所で手元にシャトルボックスという箱を渡され，全員騒音を聴かされた。シャトルボックス内で手を動かすと騒音は鳴りやむ仕組みになっている

が，AグループとCグループの人は，手を動かすことで騒音を止めることを行った。しかしBグループの人は何もせずに，ひたすら騒音がやむことを待っているのみであった。

セリグマンは，このBグループの人には学習性無力感が生まれたために，不快な刺激を受け続けたと解釈したが，他方で，Aグループの人には統御感が生まれたために騒音から逃れるようになった，と考えた[15]。

さらにセリグマンは，Bグループの参加者の中でも全員が重度な無力感に陥ったわけではないことに気づいた。そこでセリグマンはこれらの考え方を拡大して，どのような人間が無力感に陥らないで済むのか整理したところ，次のような結論となった。つまり，人生の妨げとなる出来事の原因が一時的で変わりやすく局所的なものと考える人が，実験室ですぐには無力にならない人であることをつきとめた。「不快なことはすぐに消えるだろう」とか，「自分で何とか出来るだろう」，「この状況は今だけだろう」，と考える人は，挫折からすぐに立ち直る。こうした人を，セリグマンは「楽観主義者（Optimist）」と呼んだ。また，この不快は永遠に続く，自分の力ではどうしようもない，と考え，問題をさまざまな場面に引きずってしまう傾向がある人を「悲観主義者（Pessimist）」と呼んだ[15]。

（2）楽観性に関する行動科学研究

1990年代以降，さまざまな研究者により楽観性（Optimism）について，行動科学的な観点で研究が行われてきた。楽観性とは，良いことが起こることを期待すること，悲観性とは，悪いことが起こることを期待することを指す[16]。楽観性が高い人は，人生の課題に直面しても自信があり，それが永続する傾向がある。悲観性の高い人は，同じ状況でも，

疑いを持ち，行動を躊躇する傾向にある。

　SOCと比較すると，人生上の課題達成に対する永続的な自信，という特徴は，重なる部分が多いだろう。ただし，SOCにおいてはもう少し細かくそうした面をとらえている。例えば，有意味感というSOCの下位感覚は，直面する問題に対してそれを挑戦と受け止める，という点で，課題達成に向けての自信の側面があるだろう。また，処理可能感という下位感覚では，さまざまな汎抵抗資源の利活用という観点で自信の側面が伺われる。他方，SOCの場合は，課題達成が最終着地点ではなく，ストレッサーの対処の成功，そして，健康—健康破綻連続体上でより健康の側に行くことが最終着地点である。SOCが高い人は必ずしも全員があらゆる課題の達成ができているとは限らない，という点で若干の違いもあるだろう。

（3）楽観性の測定

　楽観性の測定には少なくとも二つの立場があるといわれている[16]。一つは，彼らの生活の中で，成果として良いものを期待しているのか，悪いものを期待しているかを直接尋ねるという立場である[17]。このアプローチは，ライフオリエンテーションテストという測定指標（LOT-R）に反映されている（例えば，「私はいつも自分の将来について楽観している」，「私はものごとが自分の思い通りにいくとはほとんど思っていない［逆転項目］」など）。

　楽観性を測るための別のアプローチは，人々の期待は過去の解釈から生じるという考え方に基づいている[18]。過去の失敗が安定した原因を反映していると見なされる場合，原因は依然，有効であり，多くの失敗が予想される。過去の失敗が不安定な原因を反映していると見なせる場合，その原因はもはや存在しておらず，将来の見通しが明るくなる。こ

のような考え方に沿って，楽観性と悲観性を，事象の原因にさかのぼって，そのパターンとしてとらえる形で評価するものである。

また，楽観性と悲観性とを同じ連続線上でとらえてよいかどうか，という議論もある。つまり，楽観性と悲観性は別の軸でとらえることができるのではないか，というものである[19]。楽観的である人が同時に悲観的な考え方を持つということが原理的に可能ではないかとも言われている。さまざまな研究から，この点について検討は進められているが，今のところ結論は出ていない。

（4）楽観性と健康との関係

楽観性が高いことにより，健康につながる可能性が高いことは，セリグマンらの研究をはじめ，多くの研究でその可能性について考えられてきた。実際に多くの研究から，健康と関わることがわかっている。例えば，手術を受けた患者の楽観性は術後のQOL（生活・人生の質）が高いことや，ストレス状態が低いこと，メンタルヘルスが良好であることに関係することがわかっている[16]。また，楽観性が高い人は健康上のリスクを最小限にする努力をする傾向があることがわかっている。努力が成功に結びつくことに対する自信は楽観性が高いと大きくなるといわれている[16]。

（5）統御感について

はじめに，セリグマンらによって行われた学習性無力感に関する実験において，楽観性とともに着眼されたのが統御感（sense of mastery）という概念である。統御感概念は，社会学者のパーリン（Pearlin, L）らによって，周囲の環境をコントロールしストレス対処を推し進める力の感覚として提案された[20]。統御感の定義は，その人の生活・人生に影

響を及ぼしている重大な状況をコントロールできるという確信の程度とされる[21]。なお，山崎はSOCと統御感との違いについて次のように整理している。つまり，統御感は，自己の価値，能力，資質という，自己の内面に基づいた自己概念を見ていることに対して，SOCは環境と自己とのかかわりがどのようなものかを見ているという点が異なると指摘している[4]。なお，統御感を測る尺度は，パーリンらによって8項目の統御感尺度が開発，日本語版も出ている（コラム4-4参照）。

《コラム 4-4 : 日本語版統御感尺度[23]》

あなたの生活・人生への感じ方についてお聞きします。以下の(A)〜(G)の項目について，それぞれどの程度(ていど)あてはまるかを答えてください。(○はそれぞれ一つずつ)

	とても あてはまる	やや あてはまる	ややあては まらない	全くあては まらない
(A) 自分の身に起こることを，コントロールすることができない	1	2	3	4
(B) 自分が抱えている問題のいくつかをどうしても解決できない	1	2	3	4
(C) 自分の生活や人生の中で大事なことの多くを変えるために，私ができることはほとんどない	1	2	3	4
(D) 生活や人生上の問題を解決しようとするとき，よく自分が頼(たよ)りなく感じる	1	2	3	4
(E) ときどき，生活や人生の中で，周りの人や状況に従(したが)わせられているように感じる	1	2	3	4
(F) 将来私の身に何が起こるのかは，たいていは，自分次第(しだい)で決まる	1	2	3	4
(G) 自分でやると決めたことは，ほとんどどんなことでもできる	1	2	3	4

5. まとめ

　本章では，レジリエンス，ストレス関連成長，楽観性と統御感のそれぞれの力について見てきた。いずれもストレス対処と大きく関係し，良好な健康状態につながる力であった。こうした力をつけていきたい，どうすればよいのか，と考える人は多いかもしれない。それは本書の後半で扱うことになるが，そう考える前に，SOCを含めて一つ一つの概念について，その共通点と相違点について，整理し，理解することもまた，ストレスに強くなり，健康への力をつける第一歩かもしれない。自分や周囲の人を眺めてみて，どの人がどの力に長けているのか，それとも欠けているのか，自分なら，どの力が向いているのか，どの力に関心があるのか。この後の章でも本書の前半ではさまざまな力が出てくるが，そう客観的に見ることができるように，知識を身に付けていくことも大事だろう。

　その一方で，それぞれの力の共通点について，もう少し深めてみることも必要だろう。次章では，その共通点について整理し，事例を踏まえて，ストレスに強いということはどういう意味なのか，考えていこう。

引用文献

1) Egeland B, Carlson E, Sroufe LA. Resilience as process. *Dev Psychopathol Theory method*. 1993;5(4):517-528.
2) Block J, Kremen AM. IQ and ego-resiliency: Conceptual and empirical connections and separateness. *J Pers Soc Psychol*. 1996;70(2):349-361.
3) Almedom AM. Resilience, Hardiness, Sense of Coherence, and Posttraumatic Growth: All Paths Leading To "Light At the End of the Tunnel"? *J Loss Trauma*. 2005;10(3):253-265.

4）山崎喜比古，戸ヶ里泰典．ストレス対処・健康生成力 SOC の概念的基礎．戸ヶ里泰典，編集．*健康生成力 SOC と人生・社会*．東京：有信堂高文社；2017：5-24．
5）井隼経子，中村知靖．資源の認知と活用を考慮した Resilience の 4 側面を測定する 4 つの尺度．パーソナリティ研究．2008；17（1）：39-49．
6）小塩真司，中谷素之，金子一史，長峰伸治．ネガティブな出来事からの立ち直りを導く心理的特性―精神的回復力尺度の作成―．カウンセリング研究．2002；35：57-65．
7）平野真理．レジリエンスの資質的要因・獲得的要因の分類の試み―二次元レジリエンス要因尺度（BRS）の作成．パーソナリティ研究．2010；19（2）：94-106．
8）佐藤琢志，祐宗省三．レジリエンス尺度の標準化の試み「S-H 式レジリエンス検査（パート 1）」の作成および信頼性・妥当性の検討．看護研究．2009；42（1）：45-52．
9）森敏昭，清水益治，石田潤，冨永美穂子，Hiew CC．学生の自己教育力とレジリエンスの関係．学校教育実践学研究．2002；8：179-187．9
10）Park CL, Cohen LH, Murch RL. Assessment and Prediction of Stress-Related Growth. *J Pers*. 1996；64（1）：71-105.
11）Tedeschi RG, Calhoun LG. The posttraumatic growth inventory: measuring the positive legacy of trauma. *J Trauma Stress*. 1996；9（3）：455-471.
12）McMillen JC, Fisher RH. The Perceived Benefit Scales: Measuring perceived positive life changes after negative events. *Soc Work Res*. 1998；22（3）：173-187.
13）Tomich P, Helgeson V. Five years later: a cross-sectional comparison of breast cancer survivors with healthy women. *Psychooncology*. 2002；11（2）：154-169.
14）Helgeson VS, Reynolds KA, Tomich PL. A meta-analytic review of benefit finding and growth. *J Consult Clin Psychol*. 2006；74（5）：797-816.
15）熊田奈緒子．薬害 HIV 感染長期生存患者とその家族における Perceived Positive Change とその関連要因．東京大学大学院医学系研究科公共健康医学専攻修士論文．2009．
16）Seligman MEP. *Flourish: A New Understanding of Happiness and Well-Being-and How to Achieve Them*. New York: Nicholas Brealey Publishing；2011.

17) Carver CS, Segerstrom SC. Optimism. *Clin Psychol Rev*. 2010;30(7):879-889.
18) Scheier MF, Carver CS. Effects of optimism on psychological and physical well-being: Theoretical overview and empirical update. *Cognit Ther Res*. 1992;16(2):201-228.
19) Peterson C, Seligman MEP. Causal explanations as a risk factor for depression: Theory and evidence. *Psychol Rev*. 1984;91:347-374.
20) Herzberg PY, Glaesmer H, Hoyer J. Separating optimism and pessimism: A robust psychometric analysis of the revised Life Orientation Test (LOT-R). *Psychol Assess*. 2006;18(4):433-438.
21) Pearlin LI, Schooler C. American Sociological Association. *J Health Soc Behav*. 1978;19(1):2-21.
22) Pearlin LI, Nguyen KB, Schieman S, Milkie MA. The life-course origins of mastery among older people. *J Health Soc Behav*. 2007;48(2):164-179.
23) Togari T, Yonekura Y. A Japanese version of the Pearlin and Schooler's Sense of Mastery Scale. *Springerplus*. 2015;4(1).

参考文献

1．山崎喜比古監修．戸ヶ里泰典編．健康生成力SOCと人生・社会．東京：有信堂高文社,2017.
2．宅香菜子編．PTGの可能性と課題．東京：金子書房,2016.
3．クリストファー・ピーターソン著，宇野カオリ訳．ポジティブ心理学入門　良い生き方を科学的に考える方法．東京：春秋社,2012.
4．マーティン・セリグマン著，宇野カオリ訳．ポジティブ心理学の挑戦　"幸福"から"持続的幸福"へ．東京：ディスカヴァー・トゥエンティワン,2014.

学習課題

1. レジリエンスとは何か，自分の言葉で説明してみよう。
2. 自分自身の経験から，どのようなストレス関連成長があったのか振り返ってみよう。
3. この章までに登場した健康への力の中で，自分の中でほかの人より長けていると思う健康への力は何だろうか。

5 | ストレスに強い力の共通点とは

戸ヶ里　泰典

《学習のポイント》　これまでに挙げてきたSOC，レジリエンス，ストレス関連成長，楽観性，統御感，のそれぞれのストレスに強い力について，その共通点について整理をする。また，逆境やストレスに強いということは具体的にどのようなことなのか，これまで学んできた理論はどのように解釈することができるのか，事例を通じて学習する
《キーワード》　SOC，レジリエンス，ストレス関連成長，楽観性，統御感，ポジティブ心理学的資本，汎抵抗資源，資源プール

1. ストレスに強い力の共通点とは

(1) これまでに見てきた力のまとめ

　第2章から4章にかけて，SOC，レジリエンス，ストレス関連成長，楽観性，統御感のそれぞれについて見てきた。これまでは主にそれぞれの概念の相違について整理をしてきたが，本章ではその共通点について見ていきたい。

　SOCには，三つの下位感覚である，把握可能感，処理可能感，有意味感があった。ストレス関連成長には，主に三つの変化，自己認知，対人関係，人生哲学のそれぞれのポジティブな変化が挙げられていた。また，研究者によっては，これらに加えて，人生に対する感謝や，資源の獲得が挙げられていた。楽観性は比較的シンプルな定義であり，要約すると，将来生じることのポジティブな予測，あるいは，過去に生じた経験のポジティブな認知による将来に見通しがつくこと，と言えるだろ

う。統御感については，周囲の環境をコントロールできる力であった。

　さらに，第4章ではレジリエンスについて，さまざまな定義のもとで，さまざまな測定尺度が開発されていることを見てきた。その要素としては，精神的回復力尺度の中で挙げられている，新奇性追求，感情調整，肯定的未来志向の三つの要素[1]が挙げられるだろう。また，自己理解や，資源の認知・活用もその要素に加えることができるだろう。

　このように，さまざまな要素から健康への力ができあがっていることがわかってきたが，これらの共通部分を探っていこう。昨今ではこうした前向きな心理状態について総合的に（共通部分ではなく和集合として）見た「ポジティブ心理学的資本（positive psychological capital）」という考え方がある。まずはこのポジティブ心理学的資本について見てみよう。

（2）ポジティブ心理学的資本としていわれているもの

　産業心理学者のルザンス（Luthans F）らは，労働の成果や職務満足につながる資本として，ポジティブ心理学的資本という考え方を提唱した[2]。資本という用語[i]は，経済学領域で使われている用語であるが，それ以外にも，人的資本や，知的資本，社会関係資本，文化資本などが提唱されている。ルザンスは，個人の動機づけの傾向を表現するために，心理学的資本という用語を用いている。また，ポジティブ心理学者のチクセントミハイ（Csikszentmihalyi M）は，心理的資本は，精神的健康と幸福を伴った収益を期待して「金融資本」の考え方を取り込むことができる，と述べた[3]。これを踏まえてポジティブな側面の心理学的資本の諸要素が挙げられている[2]。ルザンスが挙げたポジティブ心理学的資

---

[i] 「資本」は，生産活動によって生み出されたもののストックで，その後の新たな生産のために用いられる元手という意味で用いられることが多い。

本とは，自己効力感，楽観性，希望，レジリエンスの四つである。自己効力感は，次章で扱うことになるが，主に，困難な仕事や課題が成功する（ための努力をする）自信を指す。また，楽観性は第4章で見たように，将来にポジティブな結果が生じるという期待を指す。レジリエンスについては第4章で見たようにさまざまなとらえられ方をされていたが，概ね逆境下においてそれを乗り越え，潜り抜け，跳ね返す力に関する性格特性を指した。

　もう一つの希望（Hope）については本書では深く取り扱わなかった。ただしポジティブ心理学の領域においては，楽観性と並んで重要な概念として扱われている。ポジティブ心理学の「希望」とは主に，目標に向かって努力し，必要に応じて，成功するために道を目標に向け直す力を持つとされている。心理学者のシュナイダー（Snyder CR）は，「希望」とは，目標を達成するための経路を導き出し，自己の主体的な考えを通じてその経路を使用する動機づけである，と定義した[4]。ここでシュナイダーは「希望」の三つの構成要素として，「目標」，「自己の主体的な思考（自己の意志力）」，「経路」を挙げている。より高いレベルの「希望」を持つ個人は，そのプロセスを通じて自分が動機づけられるような「目標」を設定し，そこを追求する強力な力を有する。さらに，パスウェイ思考が生じるとしている。これは，目標への複数の「経路」を生成し，今後生じうる障害を識別，予測することで，それに向けて準備できるようになる。

　これらの四つの概念を総合したポジティブ心理学的資本に関する研究は特に産業心理学の領域で多く研究がなされている[5,6]。

（3）ストレスに強い力の共通点

　ポジティブ心理学的資本は，代表的なポジティブ心理学概念を四つ同時に総合して扱ううえ，それらを「資本」としてとらえる，という点で新しさもある。また，総合しているということは，それぞれの4つの概念の独自性を含んでいる点がその特徴でもある。しかし，これらの概念間には共通性，共通部分が多くあるようにも見える。この共通性について，慎重に考えていこう。

　例えば，レジリエンスは，扱っている測定尺度によっては，楽観性や自己効力感を下位概念の中に含んでいるものもあった。これを単純なひとつの性格傾向としてとらえることは難しいだろう。また，楽観性と希望は，将来に対するポジティブな期待というところでかなり共通する部分があるだろう。また，楽観性と自己効力感（第6章参照）も期待にかかわる信念という部分で重なるところもあるだろう。

　これら4つに加えて，本書でこれまでに扱ってきた，SOC，ストレス関連成長，統御感のそれぞれも含めてその共通点を考えると次の3つが挙げられるのではないだろうか。第1に，<u>将来に対するポジティブな予測</u>に関する要素である。楽観性はまさにポジティブな予測力を表していた。レジリエンスのうち，肯定的未来志向という特徴も似たところがあった。SOCのうち把握可能感も同様に，将来起こることを理解できる感覚でもあった。

　第2に，<u>ポジティブな意味づけ</u>に関する要素である。これは楽観性のうちセリグマンらが提唱する過去の出来事に対するポジティブな意味づけに関する部分が重なる。また，ストレス関連成長は，まさに過去の経験に対するポジティブな意味づけに関する概念であった。さらに，レジリエンスのうち自己理解，新奇性の追求に関する部分，SOCのうち有意味感に関する部分は，この要素に含まれるだろう。特に，レジリエン

スのなかの「新奇性の追求」という要素は,「いろいろなことにチャレンジするのが好き」であったり「ものごとに対する興味や関心が強い方」であったり，性格傾向として直面する課題をポジティブに捉える傾向をとらえていた。また，SOCの有意味感は，過去の経験だけでなく，現在の経験，さらに，将来直面する出来事についても，ポジティブに「挑戦」と認識する感覚を指していた。

　第3が資源の動員と活用に関する要素である。これは個人内資源と環境資源に分けてその利活用に着眼したレジリエンス測定尺度[7]があったように，感情の調整・コントロールというような内的な資源の部分，家族や友人からの社会的支援などの外的な資源を利活用する力はレジリエンスの一つの要素になっている場合もある。それ以外にも，統御感は，主体的に周囲の環境をどのように扱い，コントロールできるのか，という外的な環境の利活用に関する内容を含んでいた。ストレス関連成長の中には，対人関係の認知の変化が含まれていたが，これは新たな外的な資源の認知と考えることもできるだろう。他方，ストレス関連成長における人生哲学の変化の部分は，個人内にある人生哲学という一つの資源を再認識するという作業でもあるだろう。SOCの処理可能感とは，資源を動員してうまく対処できるという自信の度合いである。単に資源を有しているというだけでなく，うまく資源と付き合えるのか，利用できるのか，その自信ということになる。

　これまで大きく三つの共通点を挙げたが，例えばSOCの処理可能感と統御感の間には，前提としている自己概念に若干の違いがあるだろう。SOCを提唱したアントノフスキーは統御感を「個人主義と自由企業制に基づく文化に適している」概念であると評し，SOCとは一線を画する可能性について言及している[8]。つまり，統御感における自己は，自身の内部で完結し，外部の資源はあくまでも自己が活用する対象であ

る，とした位置づけとなっている。他方，SOC では，他者との関係性の中の自己を前提としており，他者に対して信頼を置く，他者に頼る自分自身も感覚の中に含んでいる点で異なる。このように，前提となっている自己概念のような，哲学的あるいは文化的な立場の相違が，提唱者によって多様に存在していることは，注目しておく必要はあるだろう。

2．資源の重要性

（1）汎抵抗資源

オリンピックの競技でメダルを取ったある選手は，「このメダルは自分のものではなく助けていただいたコーチをはじめ，家族や応援してくれたすべての人のものです」というようなコメントを残した。誰にも頼らず強く生きているように見える人であっても，実は，誰か，何かに支えられて生きているというのは，ほとんどの人の中で共通の理解になっているだろう。

この，生きることを支えている誰か，何か，のことをアントノフスキーは「汎抵抗資源（general resistance resources；GRRs）」と呼んだ[9]。正確には，「身体的，生化学的，物質的，認知・感情的，評価・態度的，関係的，社会文化的な，個人や集団における特徴のことで，あまねく存在するストレッサーの回避あるいは処理に有用であるもの」と定義した。

汎抵抗資源には，いくつかの種類があるといわれている。身体的，生化学的汎抵抗資源とは遺伝的，神経免疫学的な資源（例：免疫力の強さ，がん遺伝子がないこと，など）を指す。物質的汎抵抗資源とは「個人の部分」では，カネ，体力，住居，衣類，食事等が挙げられている。さらに，「個人間の部分」では，権力，地位，サービスの利用可能性といった側面も物質的汎抵抗資源に含まれる。

認知・感情的汎抵抗資源とは，知識や知性，知力およびアイデンティティ[ii]がある。評価・態度的汎抵抗資源とは，主にコーピングにおける行動計画的ストラテジーである合理性，柔軟性，先見性の三つの態度が挙げられている。関係的汎抵抗資源とはソーシャルネットワーク，ソーシャルコミットメント，ソーシャルサポート等の社会関係を指し，社会文化的汎抵抗資源とは，宗教やイデオロギーや哲学を指す。

このように，汎抵抗資源は，人間の場合もあるし，これまでの経歴やさまざまな経験，資産やお金の場合もある。生まれた家庭の社会的地位や役割の場合もあり，身体状態や自分自身の性格である場合もある。国や文化によっては，性別や人種に支えられる場合もある。この場合は，性別や人種が資源になる。それはその人によってさまざまである。また，たとえ同じような経歴を持っていても，人によってそれが汎抵抗資源となる場合もあればならない場合もある。さらに，この汎抵抗資源によりストレス対処の成功が導かれる一方で，第3章で見たように，資源があることで，その人の人生経験の質が決まってくる。そして，人生経験の質によって，SOC自体も形成され向上することになる。

アントノフスキーは，汎抵抗欠損という考え方も提唱した[8]。これは，資源が欠損しているという状態のことで，これがストレッサーの正体であるとしている。例えば，サポートがない状況，お金がない状況，社会的地位が低い状況など，こうした資源の欠落がストレッサーとなる。逆にストレッサーとは，こうした資源の喪失を意味しているともいえるだろう。この資源の喪失とストレッサーの考え方を発展させたのがホブフォールの資源保持理論である。

[ii] 一般には，自己同一性と訳し，国や民族や組織など，集団に対する帰属意識の意味で用いられるが，ここでは本質的自己規定と呼ばれる，自己が一個の人格として存在していることを確信している程度の意味で用いられている。

(2) 資源プールという考え方と資源保持理論

　ホブフォール（Hobfoll SE）は，資源保持理論（Conservation of resource theory）という理論を提唱した[10]。少しだけこの資源保持理論の考え方を見てみよう。資源保持理論は，人は資源プールというさまざまな資源（ストレス対処資源）の集合体を有している，というところが出発点になる。その中で，現在の資源を維持し，新しい資源を求めるための動機づけに関するストレス理論が資源保持理論である。この理論の基本には，資源の喪失が人間にストレスを与える，という考え方がある。具体的には，資源喪失の脅威，実際の資源喪失，資源消費に続いて生じた資源不足の三つの場合にストレスが生じるとしている[11]。

　資源保持理論には二つの基本原則がある。第1は資源喪失の優先の原則で，資源を獲得する場合と比べて資源を喪失することの方がより有害であるということである。第2は，資源投資の原則である。人は，資源喪失を回避し，喪失を埋め合わせ，また，新たに資源を得るために資源を投資する傾向があるということである。つまり，ストレス対処の中で，将来の資源の損失を防ぐために資源を投資する，ということになる。

　また，キーリソース（鍵資源）と呼ばれる資源も提唱されている。キーリソースとは，「主要な媒体であり，他の資源のやりとりをコントロールし，促進し，組織化する」資源であるとされている[12]。具体的な例としては，SOCが挙げられ，また，楽観性も例に挙げられている。

(3) 資源との向き合い方

　アントノフスキーの汎抵抗資源と，ホブフォールの資源保持理論とで見てきたように，人は目に見えるもの，目に見えないもの，心の中，体の中にあるもの，体の外にあるもの，さまざまな資源を有していて，そ

れは人により異なっている。また，その人が出会うストレスというのは，実はその資源がなくなった状況，欠落した状況に生じるものであり，それを埋め合わせ，他の資源を動員することで，ストレッサーによる負担をうまく処理している。つまりストレスに対処している。資源をどう認識して，どううまく付き合うことができるのかが，うまくストレスを処理するカギでもあるといえよう。

（4）人々の実例に学ぶ

　ストレスに強くなる，ストレスをうまく対処することができるようになるには，実際に自分自身の生活経験の中で試行錯誤して身に付けていく必要がある。つまり，資源に気づき，ストレスに向き合って乗り越えていくことを改めて認識し，一つ一つ意味づけていくことを繰り返していく，ということが大事になる。それは，自分自身の生活経験について行っていくことも重要だが，それだけでなく，先人や周囲の人たちの事例に学ぶこともできるし，それもストレスに強くなるうえでの大きな糧になるだろう。

　そこで，著名人たちをはじめとして，人は具体的にどのように考え，どのようにストレスを潜り抜けてきたのか，それはどのように理論的に考えればよいのだろうか。放送授業ではゲスト講師として，健康社会学者として執筆・講演・メディアなどで活躍する河合薫先生をお迎えしてお話をいただく。河合先生は，健康社会学者（Ph. D）として「人の働き方は環境がつくる」をテーマに学術研究，講演や執筆活動を行っている。フィールドワークとして働く人たちのインタビューを重ねその数は600人を超える。東京大学大学院医学系研究科修士課程では，新卒社会人のSOCの高低が入社後の職場適応や上司や同僚とのネットワーク作りに影響することを明らかにしている。博士課程で作成したストレスマ

ネジメントプログラムの一部は，東北や熊本の被災地支援として利用されている。また，長岡科学技術大学，東京大学，早稲田大学などで非常勤講師を歴任している。

主な著書：『残念な職場—34の研究が明かすヤバい真実』『他人をバカにしたがる男たち』『私が絶望しない理由』『考える力を鍛える「穴あけ勉強法」』など多数。

主な連載：日経ビジネスオンライン，日経ウーマン，IT media，Yahoo!ニュースなど多数。

《コラム5： 河合薫先生のお話》

　平凡なありきたりの人生を送っていても，ある日突然，自分の意思では止めることも避けることもできない危機や困難に遭遇し，絶望の淵に立たされることがあります。他人は「大したことじゃない」だの，「いい転機になるじゃないか」だの慰めてくれますが，どうにもこうにも腑に落ちない。「なぜ，私だけがこんな目に遭うのか？」と釈然としない気持ちと，「この先どうすればいいのか？」という不安が入り乱れ，感情が割れるのです。

　それでも歯をくいしばって嘆き続けることをやめ，顔を上げ，前を向いて歩く強かさを私たち人間は持っている。

　この「ま，仕方がない」とつじつまを合わせる内的な力が，SOC，Sense of Coherence。直訳すると「首尾一貫感覚」です。

　SOCは，「人生であまねく存在する困難や危機に対処し，人生を通じて元気でいられるように作用する人間のポジティブな心理的機能」のこと。いわば「生きてりゃしんどいこともあるよ。それはそれとして，明るく生きようぜ！」というたくましさです。

　つまり，真のポジティブな感情は，どん底の感情の下で熟成されます。この究極の悲観論の上に成立しているのが，SOC理論です。

SOCを高めるには，リソースを獲得していくことが必要です。

リソースは，専門用語ではGRR（Generalized Resistance Resource＝汎抵抗資源）と呼ばれ，世の中にあまねく存在するストレッサー（ストレスの原因）の回避，処理に役立つもののこと。お金や体力，知力や知識，社会的地位，サポートネットワークなども，すべてリソースです。

「Generalize＝普遍的」という単語が用いられる背景には，「ある特定のストレッサーにのみ有効なリソースではない」という意味合いと，「あらゆるストレッサーに抗うための共通のリソース」という意味合いが込められています。いくつもの豊富なリソースを，首尾よく獲得していくことが重要なのです。

リソースは対処に役立つことに加え，ウェルビーイング（個人の権利や自己実現が保障され，身体的，精神的，社会的に良好な状態）を高める役目を担っています。例えば，貧困に対処するにはお金（＝リソース）が必要ですが，金銭的に豊かになれば人生満足感も高まるといった具合です。

アントノフスキー博士がSOC理論を提唱してから，国内外の多くの研究者たちが，SOCの高い人たちの考え方や物事の認知，リソースの種類やストレスの対処法などを明らかにしてきました。

しかしながら，ほとんどの実証研究が対象者にアンケートを行い統計的分析を行った量的な調査です。実際に彼らがそういったリソースをいかにして獲得し，「生きる力」がどうやって高められたのかといった具体的なプロセスは明らかにされていません。

そこで私は2008年に当時各界のトップランナーだった方たち20名にインタビュー調査を行い検証を試みました。単なるポーズやサクセスストーリーにならないように，仕事の話だけでなく，生い立ちや幼少期の経験，家族との関係性も語ってもらいました。

その結果，明らかになったのは彼らは，決して鉄人ではなかったということです。

私たちと同じように，傷つき，悩み，自分を見失いそうになりながらも，決してあきらめず，他者の力を借りながら困難を乗り越えていました。そして，壁を乗り越えるごとに進化し，ひと回りもふた回りもたくましくなり，少しずつ「自分の市場価値」を高めていたのです。

と同時に，彼らは生まれ育った環境，天性の素質，物事への認識の仕方，価値観など千差万別でありながら，共通して「結果だけを求めて行動していない」人物だったと気づかされたことも，大きな発見でした。

世の中では，目標やビジョンを明確にして計画的に進めることの重要性ばかりが取り沙汰されますが，人生はありえないことの連続です。予測もしなかった断崖絶壁に立たされたとき，一歩一歩，時には立ち止まりながらも，踏ん張って進んでいく。決して一人きりで対処するのではなく，素直に他者に頼り，手を差し伸べてくれた人に感謝する。そして，抗いながらも「もっと成長したい」（＝人格的成長）と願い，前に歩き続ける過程で，内的に秘めた「生きる力」が引き出されていました。

【女性経営者（元アナウンサー，主婦）】
「出産を機にアナウンサーを辞め主婦業に専念しました。ところが夫の会社が倒産。借金に追われる日々で極度のストレスから体調不良に陥った。そこでアナウンサー時代の知人にお医者さまを紹介してもらおうと相談しました。そしたら，知人はなぜかそのとき珈琲カップをくれてこう言ったんです。

『いつかこのカップを見てそんな時もあったなという日が必ず来るから頑張りなさい。嘆いてばかりいる人を助けることはできないけど，どん底から抜け出すために，何かをしたいと前を向いている人には，みんな手を差し伸べるものだよ』って。

それでハッと目が覚めた。咄嗟に『司会でもなんでもいいですから，仕事があったらご紹介していただきたい』とお願いして，経営者の会の司会のお仕事をいただきました。それで毎月，優秀な経営者の方たちと接するうちに『いち司会者じゃ終わりたくない』って，思うようになったんです」

この女性はのちに夫と離婚。8年間，司会業で生活をやりくりしながら経営学を学び，今では女性起業家のパイオニア的存在です。女性は知人に素直に頼ったことをきっかけに，自分の可能性を信じる「人格的成長」と，「人生における目的」という内的なリソースを手にしました。

【某ラグビー部監督（元日本代表）】
「社会人3年目に，『こんな練習をやっていたら日本一になんかなれない。俺

にやらせろ」とキャプテンに志願しました。ところがその年に全社会人大会に出られなかった。25歳から27歳までキャプテンをやりましたが，結局最後まで勝てないで終わりました。それで僕がやめた次の年に，チャンピオンになったんです。

　僕は『俺が俺が』ってすべてひとりよがりだった。僕のために約束したことはやろうという仲間もいなかった。自分一人では絶対できないものというのがある。なんでも自分でできると過信していたんです。

　やっぱり要所要所でいろいろな人の力を借りて形にしていかなきゃいけないというのを，僕はこの2年で学びました」

　男性は自分に足りないことがあったと，ありのままの自分を受け入れる「自己受容」というリソースを手に入れましたが，そこには男性の幼少期の経験が大きく影響していました。

　母親は，男性が幼少期からヤンチャで，学校で何度もトラブルを起こしたときでも，すべてを子どもに考えさせ，限られた環境の中で自ら正解を見つけ，実行するように見守っていたそうです。

　「自分が子育てをして，子どもに考えさせることがいかに忍耐がいることか痛感しています。つい近道を教えたくなる。母親はすごいとつくづく思います」

　そう男性は語っていました。

【カリスマ経営者（大企業のトップを歴任）】
　「最初に異変に気がついたのは乗馬をやっていたときです。馬にまたがろうとしたら脚が上がらなかった。入社したころに気がついて，余命を医者に宣告されたのがその半年後です。筋肉の衰えが脚から始まりだんだん上のほうまで行き，最後心臓まで行ったら終わりだと言われました。

　早くて5年。余命，5年だと宣告された。『終わり』って意味がよくわからなくてね。ショックというよりも，ピンと来なかったというのが正直な気持ちでした。

　でも，やっぱり不安で，将来を深刻に考える時間を減らしたくて，できる限り仕事の時間で埋めようと朝から晩まで，週末も仕事した。それでも埋まらない時間はたばことお酒で紛らわした。自分が余命5年だなんて誰にも言えな

い。つらかったです。話せるのは家族だけで，家族は本当に心配してくれました。

　母親は，確かお茶断ちをしたのかな。お茶を一切飲まない。そんな母の姿を見ているうちに，できる限り長く生きていたいって思ったし，生きている以上は意味のある生き方をしたいと思うようになった。

　生きている価値があるということは，自分がいなくなった後に『あの人がここでいてくれれば』と思ってくれることじゃないかってね。だから残された時間で，自分のことを思い出してくれる人をどのくらい増やせるか何回も考えました。そうしているうちに，5年もあればなんか自分でできるって思えるようになったんです。そう，5年もあるって」

　母親の思いを知り，「たった5年」が「5年もある」と考えられるようになった男性は，酒とタバコを控え，仕事に前向きに邁進しました。ただ不安を仕事で埋め尽くすだけではなく，会社のため，みなのため，自分がいなくなったとときに自分を思い出してくれるような価値ある働き方をしました。

　その努力が認められ，数年後米国赴任となり，そこで最新の検査を受けて一命を取り留めまたのです。

　「一回なくなるはずの命だったのが，幸いに恵まれて生き永らえているんだから，生かせていただいている間はちゃんと仕事をしようと自分を励ましました」

　こう語る男性は，治療後に数々の金字塔を打ち立て，企業トップまでのぼりつめ，退任後も経済界で活躍しました。

　紹介したのはごく一部の人たちですが，インタビューした人たちはみな「自分の生活世界は信頼できるものだ」と考え，「共同体の中にいる自分」をみつめるまなざしを持っていました。

　SOC の高い人は，自己と他者を分離するのではなく，逆につながりを強化していくなかで，ときに自分の弱さを認め，ときに他者の力を借り，常に自分に足りないものを強化し成熟する。

　そのプロセスをくりかえす中で，「求められる"役割"をしっかりと演じさえすれば，『居場所』と『存在意義』を見つけられる」という"穏やかな自信"を獲得し，いかなる変化を迫られても「今までやってきたのと同じようにやっ

ていけばいいだけだ」と，前向きに対処することが可能になっていたのです。

　関係性の中にこそ個人は存在し，唯一無二の「自立した個（自己）」など，はなから幻想にすぎません。複雑怪奇な現代社会を生き抜くために大切なのは，周囲と「いい関係」を作り，「信頼できる人たちに囲まれている」という確信を手に入れることです。

　私たちのカラダの奥底には，他者とつながらないと安心が得られないことが刻み込まれている。隣に立ってくれる人なくして，自分ひとりだけで立つことなどできない。

　たった1人でいいので，「アナタは私の大切な人」とメッセージを送ってくれる人が必要なのです。

引用文献

1) 小塩真司，中谷素之，金子一史，長峰伸治．ネガティブな出来事からの立ち直りを導く心理的特性―精神的回復力尺度の作成―．カウンセリング研究．2002；35：57-65.

2) Luthans F, Avolio B, Avey J. Positive psychological capital: Measurement and relationship with performance and satisfaction. *Pers Psychol*. 2007；60(3)：541-572.

3) Kersting K. Turning happiness into economic power. *Monit Psychol*. 2003；34(11).

4) Snyder CR. Hope Theory: Rainbows in the Mind. *Psychol Inq*. 2002；13(4)：249-275.

5) Sehhat S, Mahmoudzadeh SM, Ashena M, Parsa S. Positive psychological capital: The role of Islamic work ethics in Tehran Public Organizations. *Iran J Manag Stud*. 2015；8(4)：545-566.

6) Woo CH, Park JY. Specialty satisfaction, positive psychological capital, and nursing professional values in nursing students: A cross-sectional survey. *Nurse Educ Today*. 2017；57（September 2016）：24-28.

7) 井隼経子，中村知靖．資源の認知と活用を考慮したResilienceの4側面を測定

する 4 つの尺度. パーソナリティ研究. 2008；17(1)：39-49. doi：10. 2132/personality. 17. 39.
8) Antonovsky A. *Unraveling the Mestery of Health : How People Manage Stress and Stay Well*. San Francisco：Jossey-Bass；1987.
9) Antonovsky A. *Health, Stress, and Coping*. San Francisco：Jossey-Bass；1979.
10) Hobfoll SE. Conservation of resources：A new attempt at conceptualizing stress. *Am Psychol*. 1989；44(3)：513-524.
11) Halbesleben JRB, Neveu JP, Paustian-Underdahl SC, Westman M. Getting to the "COR"：Understanding the Role of Resources in Conservation of Resources Theory. *J Manage*. 2014；40(5)：1334-1364.
12) Hobfoll SE. *The Ecology of Stress*. Washington, DC：Hemisphere；1988.

参考文献

1．河合薫　他人をバカにしたがる男たち．東京：日本経済新聞出版社．2017．
2．河合薫　考える力を鍛える「穴あけ」勉強法．東京：草思社．2016．
3．河合薫　私が絶望しない理由．東京：プレジデント社．2008．
4．ヴィクトール・フランクル　夜と霧．東京：みすず書房．2002．
5．トニー・シェイ　ザッポス伝説．東京：ダイヤモンド社．2010．
6．河合薫　残念な職場-34の研究が明かすヤバい真実．東京：PHP新書．2018．

学習課題

1．第 2 章から本章にかけてあげられたさまざまなストレスに強い力について，その共通点，相違点について自分の言葉で整理してみよう．
2．汎抵抗資源とは何だろうか．具体例とともに整理してみよう．
3．自分自身の経験や自分がよく知っている人の経験をふりかえって，どのような考え方や行動が，これまで学んできた SOC をはじめとする理論の内容と重なるのか，整理してみよう．

6 自己効力感

米倉 佑貴

《学習のポイント》 自己効力感は行動の予期信念に関する感覚で，行動変容につながる概念として健康教育においても扱われてきた。自己効力感の基礎にある社会的認知理論について簡単に踏まえた上で，自己効力感の意味，一般性 vs 特殊性，強化・向上策について解説する。健康領域に特化された主観的健康管理能力概念についても説明する。

《キーワード》 社会的認知理論，自己効力感，主観的健康管理能力，一般性自己効力感

1．社会的認知理論と自己効力感

「将来のために英語を勉強しようと思うがなかなか始められない」，「健康のためにジョギングを始めたが三日坊主に終わってしまった」，「禁煙を始めたがまた吸い始めてしまった」といったように，新しい行動を始めようと思ったがなかなか始められなかったり，始めてはみたものの習慣にはならずにやめてしまったりという経験をしたことがある人は多いのではないだろうか。

人がある行動を始めたり，その行動を継続する要因は何か，どのようなメカニズムになっているのかを説明しようとする理論はいくつかあるが，その中でも最も有名かつ保健医療分野での応用事例が多い理論の一つとしてアルバート・バンデューラ（Albert Bandura）が提唱した社会的学習理論（Social Learning Theory；SLT）[1]と SLT を発展させた社会的認知理論（Social Cognitive Theory；SCT）がある[2]。

社会的認知理論を特徴づける枠組みが**相互決定論（reciprocal determinism）**である。これは，環境的なイベント，認知およびその他の個人要因，行動それぞれが互いに影響しあっているというモデルである[2]。

社会的認知理論はこうした環境的要因，認知およびその他の個人要因を抽出するとともに，経験や観察からの学習のプロセスを理解するための概念枠組みを提供するものである。この社会的認知理論に含まれる概念のうち，行動変容や行動の持続に最も重要な役割を果たすと言われているのが**自己効力感（Self-efficacy）**である．本章では自己効力感の概念と測定，自己効力感に影響を与える要因，自己効力感の関連概念について紹介していく。

2. 自己効力感（Self-efficacy）とは

自己効力感は社会的認知理論の中核概念であり，簡単に言えばある行動を実行できる自信である。社会的認知理論の中で自己効力感は「ある結果を成し遂げるために必要な行動を成功裏に実行できるという確信」と定義される[1]。自己効力感は「ある行動がある結果に結びつくかについての期待」である**結果予期（outcome expectations）とは区別される**。例えば，「健康のために禁煙をする」という状況においては，自己

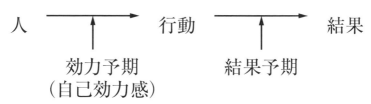

図6-1　効力予期（自己効力感）と結果予期の違い
出典：Bandura（1977），p 193 Figure 1 より筆者作成

効力感は「たばこを吸わないでいることができる自信」であり，結果予期は「禁煙をすることによって健康状態が改善するであろうという期待」に相当する。

　この区別は重要であり，バンデューラはそれまでの「期待」と「行動」の関連を分析した研究においてはこの区別が十分になされておらず，「期待」が行動変容に与える影響が限定的であったことを指摘している[1]。

　自己効力感は行動を開始するかどうかや，開始した行動が持続するかに影響するとされている[1]。すなわち，行動を実行できる自信が高いほど，その行動を開始する可能性が高く，またその行動が持続する可能性が高いということである。

　自己効力感は<u>マグニチュード（magnitude），一般性（generality），強度（strength）</u>の三つの軸で変動するとされており，自己効力感を分析する際はこの3次元に関する詳細な測定が必要であると言われている。ここでマグニチュードとは，自己効力感の対象となる行動の難易度にかかわるものである。例えば，フルマラソンを完走することに対する自己効力感と10 kmを走ることに対する自己効力感を比べた場合，前者のフルマラソンを完走することに対する自己効力感の方がマグニチュードは大きいと言えるだろう。

　次に，一般性は自己効力感が特定の行動や状況に限定されているか，それとも他の類似の行動や状況などにも適用できるかどうかにかかわるものである。特定の状況における特定の行動の成功体験が積み重なってくると，他の状況でもうまくできるのではないだろうかとか，似たような行動もうまくいくのではないかと感じてくるということである。例えば，野球の練習を十分積み重ねた結果，別の状況である試合でもうまくできるという確信が強くなるということなどがあるだろう。また，日本

史の出来事の年号を覚えるのが得意である場合，同じように英単語を覚えるのも得意意識を持てるということもあるかもしれない。このようにある特定の状況・行動に限定されていた自己効力感がより拡大された状況，行動にも応用できるようになることがある。このような場合，自己効力感の一般性が増したと解釈できる。この「一般性」は自己効力感の測定の際にも，どの程度の一般性で自己効力感をとらえるのか考慮する必要がある。

　最後の強度は行動を実行できる確信の程度である。これは自信の程度と言い換えることもできる。自己効力感の強度が低いと少しの失敗で諦めてしまうかもしれないが，強度が高ければ，少しの失敗で諦めず，行動を継続することが期待できる。

3．自己効力感の測定と分析

　社会的認知理論の中でバンデューラは，自己効力感は文脈とは独立した**性格特性のようなものとして扱うことはできない**と述べている[1]。すなわち，自己効力感の知覚は，どのような行動をどのような状況で行うかによって異なってくるということである。例えば，人前でスピーチをするという行動では，自分の慣れ親しんだテーマについて話すのとあまり詳しくないテーマについて話すのではうまくできる自信は異なってくるし，同じテーマについて話すのでも聴衆が多いか少ないか，専門家に向けて話すのか，一般の人を対象に話すのかによってもうまくできるかどうかの確信の程度は変わってくる。したがって，自己効力感を測定する際には，どのような行動をどのような状況で行うかを対象者が理解できるようにする必要があるとしている。また，行動と自己効力感の関係を分析する際には行動別に分析し，行動の難易度順に分析することが望ましいとしている[1]。例としてバンデューラが自己効力感と行動の関連

性を示す例として紹介している実験[3]での自己効力感の測定を見てみよう。

　この実験ではヘビ恐怖症の成人を対象にヘビへの接近行動の自己効力感を測定している。測定にあたっては，「ヘビの入った水槽に近づく」，「水槽を覗く」，「手袋をしてヘビをつかむ」，「ヘビを顔に近づける」，「ヘビを膝に載せる」といったように脅威のレベルが低い順にタスクを並べ，それを実行できる確信の度合いを100点満点の尺度で10点刻みで評価してもらっていた。この評価をボアコンストリクターというヘビに対してのものと，ボアコンストリクターにあまり似ていないヘビに対してのものの2通りの回答を得ている。この回答から，先に述べた自己効力感の3次元（重大さ，一般性，強度）を数量化した。まず重大さは10点より高い点数をつけた行動の数で測定し，一般性は実験で使うヘビに似ていないヘビに対する確信度の評価で数量化し，強度はそれぞれの行動に対する確信度の平均で数量化していた。

　自己効力感を測定する尺度は健康関連行動においても多数開発されている。例として山本らによる野菜摂取のセルフ・エフィカシー尺度[4]を見てみよう。この尺度は野菜を摂取することが困難な状況をいくつか設定し，それぞれの状況におかれたことを想像してもらいどの程度野菜を摂取する自信があるかを聞くことで，野菜摂取の自己効力感の測定を試みている。

　具体的には教示文は「次の項目は，一般的に野菜を食べることが難しくなると言われている場面を示しています。各場面をイメージして，あなたならこれらの場面で，どのくらい野菜を食べる自信があるかをお答えください」として，表1に示した九つの状況それぞれについて「全く自信がない」「ほとんど自信がない」「あまり自信がない」「少し自信がある」「まあまあ自信がある」「とても自信がある」の六つの選択肢から選ん

表6-1　野菜摂取のセルフ・エフィカシー尺度の項目

No.	下位尺度	項目内容
1	手間	家に野菜や野菜料理がない時
2	手間	自分で用意するのが面倒な時
3	手間	野菜を使った料理を用意する時間がない時
4	環境	外食の時
5	環境	野菜以外に好きな料理がたくさんある時
6	環境	野菜や野菜料理の値段が高い時
7	疲労	疲れている時
8	疲労	ストレスがたまっている時
9	疲労	夜遅くに食事をする時

でもらうものになっている。また，この九つの状況は「手間」，「環境」，「疲労」という三つのグループに分類されている。

　このように，個々の行動について実行できる確信度を聞くことで自己効力感を測定し，実際の行動との関連を分析することができる．自己効力感の概念と測定はこのような方法以外にも，後述するヘルスコンピテンスのように運動や食事といった特定の行動から健康管理行動一般に範囲を広げたものや，行動一般に広げた一般性自己効力感（general self-efficacy）のようなものもある。

4．自己効力感の源

　バンデューラは社会的認知理論のなかで，自己効力感の源となる四つの経験を挙げている。それは，**達成経験（performance accomplish-**

ments），代理経験（vicarious experience），言語的説得（verbal persuasion），生理的状態（physiological states）である。また，これらの経験をどのように認知するかによって，自己効力感に与える影響が異なる。以下，それぞれについて詳しく見ていこう。

（1）達成経験

　行動や成果を達成することにより，自己効力感が向上する。この達成経験は四つの情報源の中で自己効力感に最も影響を与えるものである。

　達成経験によって自己効力感が高まるのとは逆に，失敗を経験することによって自己効力感が低下することもある。失敗が自己効力感に与える影響は，それを経験する時期によって変わる可能性がある。何かを始めたときに立て続けに失敗を重ねてしまうと自己効力感が下がり，それ以上その行動をしなくなってしまうだろう。一方で，ある程度成功を重ねて自己効力感が高まった状態で経験する失敗による影響は比較的小さい。このように失敗が自己効力感に与える影響はそのタイミングや経験の全体的なパターンによって変わるといわれている[1]。

　こうした達成経験・失敗体験による自己効力感の変化はその経験をどのように認知するかによっても変わる。そのような認知的な要因の一つとして，成功するかしないかを自身でコントロールできると考えるかそれとも環境によってコントロールされていると考えるかというものがある。この場合，自身で成功・不成功をコントロールできると考えられる状況の方が，成功体験が自己効力感に与える影響が大きいと言える。例えば，サッカーの試合で10対0の状況で途中出場してゴールを決めて11対0で勝つよりも，0対0の状況で途中出場して自分がゴールを決めて勝つ方が自己効力感の変動は大きいだろう。

　次に，成功の原因を自身の能力のおかげだとするか，努力のおかげだ

と考えるかによる違いである。ある課題を遂行する場合，あまり努力せず簡単に成功できた方が自身の能力への評価は高まり，逆に多大な労力を払って成功した場合には自身の能力の不足に気づかされることになる。従って，成功の原因を自身の能力に帰属させる方が自己効力感は高まるといえるだろう。例えば，資格試験を10回受けて合格して資格を取るよりも1回で合格する方が自身の能力への評価は高まるだろう。

また，遂行した課題の難易度をどのように捉えるかによっても自己効力感への影響は異なる。簡単だと評価する課題よりも難しいと評価する課題に成功する方が当然自己効力感への影響は大きい[1]。これはイメージしやすいと思うが，高尾山をケーブルカーを使って登頂するよりも，富士山に自力で登頂する方が自己効力感の変動は大きいだろう。

この達成経験を通じた自己効力感の向上はさまざまな教育プログラムに組み込まれている。具体的な手法として最もよく使われているのは目標設定とその達成であろう。シュンク（Schunk, D.H.）らは目標設定のポイントとして，表6-2に示した「目標の明確さ」「目標の近さ」「目標の困難さ」「目標の設定主体」の4点を挙げている[5]。

表6-2　設定する目標と自己効力感の関係

目標の明確さ	明確な方がよい
目標の近さ	近い方がよい
目標の困難さ	達成可能な範囲で難しい方がよい
目標の設定主体	自分で設定した方がよい

まず，「目標の明確さ」では，目標が明確な方がよいとされている。健康のためにランニングをするというのでも，「とにかくできるだけ走る」という目標よりも「週に3日，3km走る」という方が具体的でよい

ということである。次に,「目標の近さ」についてであるが,これは成果が目に見えるまでの時間の長さをイメージするといいだろう。ここでは成果ができるだけ早く目に見える方が望ましいとされている。例えば,英語の問題集をやる場合,最終的な目標は問題集1冊全てやりきることだとしても,短期的な目標として第1章を終わらせるという目標を設定し,それができたら第2章というように目標を小分けにした方がよいということである。次に「目標の困難さ」であるが,これは達成可能な範囲で困難である方が自己効力感の向上にとって望ましいとされている。最後に「目標の設定主体」であるが,この点については他人に目標を設定されるよりも,自分自身で目標を設定する方が望ましいとされている。

こうした目標設定はビジネスなどでも応用されているし,保健指導などでも応用されている。職場で上司に目標を設定するように言われたり,健康診断後の保健指導で運動や食事についての目標を立ててみようと言われたりしたことがある方も多いのではないだろうか。

(2) 代理経験

自己効力感は自分自身で行動を成功させるだけではなく,他者が課題を達成していく経験を観察することによっても向上させることができる。すなわち,他の人にできるのであれば自分にもできるのではないかと感じるということである。この代理経験による自己効力感への影響は,達成経験による影響よりは弱く,代理経験だけで得られた自己効力感は達成経験によって得られたものより強度が弱く,変化に対して弱いと言われている[1]。

達成経験と同様,代理経験による自己効力感への影響もその経験をどのように認知するかによって変化する。このような要因として,観察す

る対象の特徴（年齢，能力，根気など），自身と観察対象がどの程度似ているか，観察対象が達成する課題の難しさ，観察する成功経験が起こる状況，観察する経験の多様さなどが挙げられている[1]。

第12章で詳しく説明するが，同じような課題をもった人々の集まりであるセルフ・ヘルプ・グループはこうした代理経験・観察学習が起こりやすい場であり，代理経験による自己効力感の向上の応用例であると言えよう。

（3）言語的説得

言語的説得は簡単に利用できるため，人の行動に影響を与える手段として広く用いられている。言語的説得によって誘発された自己効力感は達成経験により誘発される自己効力感よりも弱い。単体では自己効力感に与える影響は小さいものの，他の方法と組み合わせることにより効果的になることもある[1]。言語的説得が自己効力感に与える影響は，どのような人が声をかけるかによっても変わる。説得をする人が信用できるかどうか，信頼できるかどうかやその人の威信，能力によって変わる。当然のことながら，信頼をおける情報に接する方が自己効力感は大きく変化する[1]。

（4）生理的・感情的状態

ストレスフルな状況や困難な状況で引き起こされる感情は自身の能力に関する手がかりになることもある。ある状況で不安を覚えるのであれば，その状況を乗り切る能力が足りないという感覚につながることもある。また，震えや発汗，心臓がドキドキするなど身体的に現れる反応も自己の能力を判断する手がかりになることがある[1]。身体的な活動や健康関連行動，ストレス対処などの分野においてはこうした生理的状態に

よる影響を論じることはより適切であるだろうとバンデューラは述べている[6]。

5. 一般的な状況, 行動についての自己効力感

先に述べたように自己効力感はさまざまな状況において特定の行動を遂行する確信度であるため, 状況と行動の組み合わせによってさまざまな自己効力感を想定することができ, 多数の特異的な自己効力感を測定するツールが開発されてきた。

元来自己効力感は上述のように特定の状況・行動についての概念であるが, より一般的な状況や行動についての自己効力感, すなわち, 性格特性や自己概念に近いものも有用であるとする考え方もある[7),8)]。ここでは, そのようなものの例として, **主観的健康管理能力 (Perceived Health Competence)** の概念とその測定尺度であるPHCS (Perceived Health Competence Scale) と状況や行動を特定しない一般的な自己効力感である**一般性自己効力感 (General self-efficacy)** を紹介する。

(1) 主観的健康管理能力

主観的健康管理能力は運動や食事の管理などの特定の健康行動よりも領域を広め, 一般的な健康管理を行う能力に関する信念である。これには結果に対する期待 (結果予期) と行動に対する期待 (効力予期) の両方を含む。主観的健康管理能力を測定する尺度 (Perceived Health Competence Scale; PHCS) はスミス (Smith, M.S.) らによって開発され, 身体的・心理的健康との関連や健康に関する信念, 健康行動との関連が示されている[7]。PHCSは戸ケ里らによって日本語版も開発されており, 喫煙, 運動, 食習慣と関連し, 飲酒や健診の受診頻度との関連は見られなかったと報告されている[9]。

表 6-3 主観的健康管理能力尺度（PHCS）日本語版の項目内容

No.	項目内容
1	私は健康面について，うまく管理ができている
2	どれだけ心がけても，なかなか思わしい健康状態にならない(r)
3	健康面の問題に直面した時，効果的な解決方法を見つけることが難しい(r)
4	健康改善のための具体的な計画をうまく実行に移すことができる
5	たいてい，健康管理の目標を達成することができる
6	健康に関して気にかかる習慣を変えようと努力しても，うまくいかない(r)
7	健康のために計画を立てても，だいたいいつも計画通りにはうまくいかない(r)
8	健康によいことが人並みにできている

出典：戸ヶ里ら（2006）[9]の表1を改変

注1．(r)は逆転項目を示す。
注2．選択肢は「そう思う」「どちらかというとそう思う」「どちらともいえない」「どちらかというとそう思わない」「そう思わない」の5件法

（2）一般性自己効力感

　一般的に自己効力感は領域を限定した概念であると理解されているが，より一般的な状況における対処能力に関する信念という概念に拡張し，測定する試みも行われてきている。エルサレム（Jerusalem, M.）とシュワルツァー（Schwarzer, R）は，一般性自己効力感という概念を，「厳しい状況やあたらしい状況一般に対処する能力についての全体的な自信[8]」と定義し，それを測定する尺度を開発した。当初は20項目からなる尺度であったが，後に項目を減らし現在では表6-4に示した

表6-4　シュワルツァーの General Self-Efficacy Scale の項目

No.	項目内容
1	私は，一生懸命がんばれば，困難な問題でもいつも解決することができる
2	私は，誰かが私に反対しても，自分が欲しいものを手にするための手段や道を探すことができる
3	目的を見失わず，ゴールを達成することは私にとって難しいことではない
4	予期せぬ出来事に遭遇しても，私は効率よく対処できる自信がある
5	私はいろいろな才略に長けているので，思いがけない場面に出くわしても，どうやってきりぬければよいのかわかる
6	必要な努力さえ惜しまなければ，私はだいたいの問題を解決することができる
7	自分の物事に対処する能力を信じているので，困難なことに立ち向かっても取り乱したりしない
8	問題に直面しても，いつもいくつかの解決策を見つけることができる
9	苦境に陥っても，いつも解決策を考えつく
10	どんなことが起ころうとも，私はいつもそのことに対処することができる

出典：Ito et al.(2005)[10] から転載

注．選択肢は「全く当てはまらない」「当てはまらない」「まあ当てはまる」「全くその通り」の4件法

表6-5 一般性自己効力感尺度（坂野・東條）の項目

No.	項目内容
1	何か仕事をするときは，自信を持ってやる方である
2	過去に犯した失敗や嫌な経験を思いだして，暗い気持ちになることがよくある
3	友人より優れた能力がある
4	仕事を終えた後，失敗したと感じることの方が多い
5	人と比べて心配症な方である
6	何かを決める時，迷わずに決定する方である
7	何かをするとき，うまくゆかないのではないかと不安になることが多い
8	ひっこみじあんな方だと思う
9	人より記憶力がよい方である
10	結果の見通しがつかない仕事でも，積極的に取り組んでゆく方だと思う
11	どうやったらよいか決心がつかずに仕事にとりかかれないことがよくある
12	友人よりも特に優れた知識をもっている分野がある
13	どんなことでも積極的にこなす方である
14	小さな失敗でも人よりずっと気にする方である
15	積極的に活動するのは，苦手な方である
16	世の中に貢献できる力があると思う

出典：坂野・東條（1986）[11]のAppendixを改変
注．選択肢は「Yes」「No」の2件法

10項目の尺度が使用されている。この尺度は日本語を含む32言語に翻訳され、広く使用されている。

また、表6-5に示した通り、坂野・東條によっても一般性自己効力感尺度が開発されており、使用されている。

ここで示したような領域を拡張した自己効力感の概念は有用ではあるが、**領域特定的な自己効力感の代替として用いることはできない**とシュワルツァーは指摘している[8]。すなわち、一般性自己効力感は関連性を検討したい特定の行動が想定されないような探索的な研究では有用であるが、特定の行動との関連を見たい場合には、領域特定的な自己効力感の測定の方が望ましいのである。

6. 終わりに

本章では、人々の行動変容、行動の持続を説明する有力な概念である自己効力感とそれを中心概念とする社会的認知理論を紹介した。

自己効力感と行動の関連については、多数の実証研究によって示されており、自己効力感は人の行動を説明するさまざまなモデルに組み込まれている。また、社会的認知理論では本章で示した通り、自己効力感に影響を与える要因やその影響の大きさを左右する条件についても提案されており、具体的な介入方法の開発のしやすさから、多くの健康教育や患者教育に応用されている。

学習課題にも挙げたが、自己効力感や社会的認知理論を応用した事例を調べることで、自己効力感の概念やその応用についての理解がさらに深まるであろう。

引用文献

1. Bandura A. Self-efficacy : toward a unifying theory of behavioral change. *Psychological Review*. 1977;84(2):191-215.
2. Bandura A. *Social foundations of thought and action : a social cognitive theory*. Prentice-Hall;1986.
3. Bandura A, Adams NE. Analysis of self-efficacy theory of behavioral change. *Cogn Ther Res*. 1977;1(4):287-310.
4. 山本久美子, 赤松利恵, 玉浦有紀, 武見ゆかり. 成人を対象とした「野菜摂取のセルフエフィカシー」尺度の作成. *栄養学雑誌*. 2011;69(1):20-28.
5. Schunk DH. Goal setting and self-efficacy during self-regulated learning. *Educational psychologist*. 1990;25(1):71-86.
6. Bandura A. *Self-efficacy : The exercise of control*. Worth Publishers;1997.
7. Smith MS, Wallston KA, Smith CA. The development and validation of the Perceived Health Competence Scale. *Health Educ Res*. 1995;10(1):51-64.
8. Schwarzer R, Bäßler J, Kwiatek P, et al. The assessment of optimistic self-beliefs : comparison of the German, Spanish, and Chinese versions of the general self-efficacy scale. *Applied Psychology*. 1997;46(1):69-88.
9. 戸ヶ里泰典, 山崎喜比古, 小出昭太郎, 他. 修正版 Perceived Health Competence Scale（PHCS）日本語版の信頼性と妥当性の検討. *日本公衆衛生雑誌*. 2006;53(1):51-57.
10. Ito K, Schwarzer R, Jerusalem M. Japanese Adaptation of the General Self Efficacy Scale. 2005;http://userpage.fu-berlin.de/~health/japan.htm.
11. 坂野雄二, 東條光彦, 一般性セルフ・エフィカシー尺度作成の試み, 行動療法研究, 1986;12(1):73-82.

参考文献

1. Glanz K, Rimer BK, Lewis FM（編）, 曽根智史, 湯浅資之, 渡部基, 鳩野洋子（訳）. *健康行動と健康教育：理論, 研究, 実践*. 医学書院；2006.
2. Bandura A（著）, 本明寛, 野口京子（監訳, 訳）, 春木豊, 山本多喜司

(訳)．*激動社会の中の自己効力*．金子書房；1997．
3．安酸史子．糖尿病患者教育と自己効力．*看護研究*．1997；30(6)：473-480．

学習課題

1．自己効力感と自尊感情や楽観性などの性格特性の違いは何であろうか。調べてみよう。
2．自己効力感は人の行動を説明するさまざまな理論・モデルにも組み込まれている。どのような理論やモデルがあるか調べてみよう。
3．社会的認知理論，社会的学習理論を応用した健康教育プログラムは多数開発されている。どのようなプログラムがあるか調べてみよう。

7 | ヘルスリテラシー①
  ヘルスリテラシーとは

中山　和弘

《**学習のポイント**》　健康情報を入手し，理解し，評価して適切な意思決定ができる能力であるヘルスリテラシーについて解説する。信頼できる健康情報としてのエビデンスとナラティブとは何か，その利用方法について考える。ヘルスリテラシーの定義とそれがヘルスケアの場面でのコミュニケーションにおいて使われるときと，ヘルスプロモーションの場面で使われるときの特徴について解説する。
《**キーワード**》　健康情報，意思決定，ヘルスリテラシー，エビデンス，ナラティブ，ヘルスプロモーション，エンパワーメント

1. 健康を決めるための信頼できる情報とは何か

（1）エビデンスとナラティブという二つの情報

　多くのメディアでは，健康食品やダイエット，ストレスやうつ，患者や家族の生活や思いなど，健康や医療の情報があふれている。それは，新聞，雑誌，テレビのような今やオールドメディアと呼ばれる伝統的なメディアにおいても，ニューメディアと呼ばれるインターネットのようなメディアにおいても，どこであっても変わりはない。その中には，記事か広告かさえもわからないもの，自分の症状を当てはめてみると重大な病気またはその予備軍だというもの，これで病気が治ったなど，実にさまざまなものがある。それを見て，興味をひかれたり，驚いたりしたとしても，すぐに専門家に聞けるわけではない。すでに何か病気を持っている人であっても，気軽に主治医に聞けるかというとそうではないも

のも多くある。

　そんな多くの情報の中から，自分に合ったものだけ，信頼できる情報だけを引き出せればどんなにいいであろうか。しかし，そのためには身に付けるべき力が必要である。そのような力は，「ヘルスリテラシー」と呼ばれる[1]。それは，健康のための意思決定に必要な情報を活用する力といえる。この力が，今，WHO（世界保健機関）を含めて世界の健康政策の中心課題となってきている。ヘルスリテラシーによって，自分に必要な情報を適切に選び，自らよりよい意思決定ができる力が求められている。

　よりよい意思決定には，材料として信頼できる情報が欠かせない。メディアでは，「好きなだけ食べて痩せる」「がんが治る」といった怪しげな情報も混在している。信頼のおけるものなのかは，その情報が科学的根拠に基づいているかどうかを考える必要がある。このような科学的根拠のことを，「エビデンス」と呼ぶ。もとは「証拠」という意味の英語である。とはいうものの，私たちが信頼できると判断する情報は，これだけではない。例えば，経験者の体験談である。

　エビデンスが，集団に対して一定割合以上の効果があるかどうかの情報であるのに対して，体験談は個人の情報である。この，体験談のような，個人の「語り」や「物語」を表す「ナラティブ」という言葉が，保健医療の世界で注目されている。テレビなどのナレーションが「語ること」であるのに対して，ナラティブは「語ったもの」のことである。人は語ることで，人生という物語やドラマを描いていくとも言える。

　70歳を過ぎてもプロゴルファーを続けた故杉原輝雄氏は，前立腺がんと診断されても手術は選ばなかった。手術すれば完治する可能性が高いと言われても，クラブが振れるまでに3カ月かかると聞いて，現役続行のためにホルモン療法を選択した。治療の選択肢のエビデンスを十分

に検討した上で，自分に合った生活を優先したわけである。人それぞれの価値観があるため，エビデンスだけが判断材料ではないのである。彼が語るナラティブ，物語は，同じ状況におかれた人にとってはどのような価値観による意思決定の方法があるのかという点でとても信頼できる情報である。

　有名人の病気については，マスメディアが，こぞってニュースで取り上げることに注目する必要がある。そうすることで，多くの人が，病気の予防や早期発見，治療法の選択などについて考える機会を持ちやすくなる。このような現象は，マスメディアにおける「議題設定効果」と呼ばれていて，よく取り上げられるトピックは人々に重要なことだと思われることが知られている。

　そして，これは誰にでも常に起こっていると考えるべきである。裏を返せば，話題に上らないことは，「重要ではないこと」と受け止められる可能性があるということである。また，エビデンスの見方について理解できていないと，その時々のエビデンスを十分検討していない信頼性の低いナラティブな情報に流されやすくなる。

（2）エビデンスとナラティブの両方を用いる

　エビデンスに基づく保健医療の普及に貢献したイギリスのミュア・グレイは，図7-1のように，意思決定には「エビデンス」「価値観」「資源とニーズ」の三つの要素が欠かせないとしている。

　「価値観」は，エビデンスを

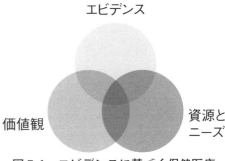

図7-1　エビデンスに基づく保健医療

自分にあてはめてみて，自分が何を重視して意思決定するかに影響する。その価値観について，言葉として語られたものがナラティブといえる。そして，エビデンスと価値観をもとに決めた方法を実行するために必要な「資源とニーズ」があるかどうかが関わってくる。資源とは，エビデンスの通りに実行できる環境や条件のことで，ニーズとは，その資源が不足している場合に，それが必要だと考えられる程度のことである。例えば，誰かに意思決定を促したいとき（例：予防接種を受けて欲しいとき）は，エビデンス（例：ワクチン接種のメリットとデメリットを示すデータ）とナラティブ（例：実際に受けた人の感想や意見），そして選択肢の実現可能性（例：接種可能な施設，予算など）の三つの情報を重ね合わせて提供するということが考えられる。

（3）メディアの健康情報の見分け方

　人の体験談は説得力があるものである。そのため，広告に使われる場合は，「個人の感想です」「効果には個人差があります」などと表記されることがあるが，これも問題をはらんでいる。裏を返せば，まだ紹介できるエビデンスがないことが想像される。もしかすると，1000人に1人の結果かもしれない。広告でなくても，営利目的である方向へ導こうと語る人もいるかもしれない。あくまでエビデンスとセットで評価することを忘れてはいけない。

　世界の先進国では，厚生省や国立の健康や医学の図書館（残念ながら日本にはない）などの公的機関を中心として，インターネットをはじめ各種メディアで信頼できる情報をわかりやすく提供している。英語で病名などを検索すると最初のほうに出てくる。日本でもこのような情報が少しずつ増えてきているとはいえ，まだまだ不足している感は否めない。

表7-1 メディアの健康情報を見るときのポイント　か・ち・も・な・い

か：書いた人はだれか？→信頼できる専門家か，所属があやしいかも
ち：違う情報と比べたか？→他の多くの情報とは全く違うかも
も：元ネタ（根拠）は何か？→引用文献がなければ勝手に言っているだけかも
な：何のために書かれたか？→商業目的でしかないかも
い：いつの情報か？→古くて現在では違うかも

　メディアの情報は，利用者側の自己責任が原則である。自動車のハンドルを握る自由があれば，事故にも責任を負うのに似ている。そこで表7-1にあげたことに気を付けることが必要である。頭文字から「か・ち・も・な・い」は，「情報は5つを確認しないと『価値もない』」と覚えられる。同じ五つを入れ替えると「い・な・か・も・ち」となり，「飾らず素材のままで信頼できる『いなかもち』のような情報」と覚えてもよい。

（4）エビデンスの見方

　エビデンスをつくるための実験や調査では，測りたいはずの「真の値」から，ある方向へずれさせる要因があって，「観測値」には必ず「誤差」が含まれている。まったくの偶然で起こるものであればランダムなので防ぎようがないが，ある理由があって起こる場合は問題である。これをバイアス（偏り）という。例えば，テレビで，5人を対象に，ある簡単な体操がダイエットに効果があるかという実験をして，1か月で平均体重が4kg減ったとする。その体操がもたらす効果の数値として，それが果たして「真の値」かどうかである。

　まず，研究対象者を選ぶとき，バイアスが生じる。一般の人を代表し

た人といえるかである。そもそも，人間ではなく動物の実験であれば，これをそのまま人間にあてはめることはできない。実験前に頼まれて無理に太らされた人で，前の生活に戻せば痩せてしまう人かもしれない（選択バイアス）。体重計の設定も正確でないとか，テレビカメラが縦長に映しているかもしれない（測定バイアス）。体操以外は普段通りの生活をしたといっても，痩せるプレッシャーがかかっていて食生活に変化が起きていたことも考えられる（交絡バイアス）。とくに，この最後の「交絡」（混乱・混同という意味）は，真犯人（食生活）を見逃すことであるから注意が必要である。治療の効果の上でよく知られているのはプラセボ（偽薬）効果で，どんな治療でも効くと思えば効くという心理的な効果である。

このようなバイアスを排除できているかを表すレベルを，エビデンスレベルと言う。最も低いのは，専門家などのデータに基づかない意見や報告である。データがなければ証拠にならないということである。次が，数の少ない症例の報告である。これから研究が必要な仮説を提案する意味では大切であるが，まだ検証されたものとは言えない。

エビデンスのレベルを上げるには，人を対象としたデータを収集し，統計的に分析して比較・検証した研究が必要になる。一つの方法は，病気（例：乳がん）の人とそうでない人に，過去の原因と考えられる状況（例：喫煙歴）に違いがあるかを比較するものである。もう一つの方法は，現在は病気でない多くの人たちを対象に，病気の原因と予想される状況（例：運動習慣）のデータを収集し，病気の原因の有無で，将来どのような病気になるのか（例：心臓病）を観察して比較するものである。さらにレベルが高いのは，研究対象者に実際に依頼して，原因をつくってもらったり（例：大豆製品を多く食べる），なくしてもらったり（例：大豆製品を控える）して比較する実験的な方法である。

また，こうして観測した値は，対象となった人数が少ないほど，偶然にでも差が大きく出てしまう可能性がある。このような偶然の誤差を減らすためには，より多くの人数を対象にすることが必要で，研究の規模もエビデンスの信頼性を高める。

2．ヘルスリテラシーとは

（1）リテラシーとは

　リテラシーとは，何だろうか。それは，"letter"＝「文字」を由来とし，文字についての読み書き能力，識字である。OECDの国際成人力調査（PIAAC, 2013）では，リテラシーを「社会に参加し，自らの目標を達成し，自らの知識と潜在能力を発展させるため」の能力としている。目標を達成し発展するための手段であることを忘れてはならない。そのため，ヘルスリテラシーの概念を広めたナットビームは，リテラシーのなかでも，とくに「批判的リテラシー」が重要であるとした[2]。

　それは，ブラジルの教育学者フレイレによる「批判的意識化」からきている。フレイレは，「沈黙の文化」という，ブラジルの貧しい農村の人々が支配者によって抑圧され，文字を知らされず，否定的な自己像を植え付けられ，沈黙している文化を発見した。その解決方法として生み出された「批判的意識化」は，人々が「沈黙の文化」の存在を意識し，自分たちが置かれている状況を客観的に自覚して，それを主体的に変えていくことである。それは，エンパワーメントと呼ばれ，個人や集団が，不利な状況下に置かれても，本来備わっている力を十分発揮できるように，環境を変える力を身に付けるという意味で用いられている。

　「沈黙の文化」は，ブラジルの農村だけにあるわけでない。エンパワーメントが求められているところにはどこにでも存在する。読み書きは達者でも，健康や医療の情報をきちんと知らされていない，知ってい

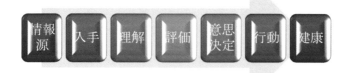

図7-2　ヘルスリテラシーのプロセス

ても行動に移せない，環境や条件が整っていないなどの理由で，沈黙している人々はいないだろうか。日本でも決して少なくはないように思える。

（2）ヘルスリテラシーの定義

　ヘルスリテラシーの定義で，最近の代表的なものは，「健康情報を入手し，理解し，評価し，活用するための知識，意欲，能力であり，それによって，日常生活におけるヘルスケア，疾病予防，ヘルスプロモーションについて判断したり意思決定をしたりして，生涯を通じて生活の質を維持・向上させることができるもの[3]」である。ここで，注目しなければならないのは，情報を得て意思決定するということである。意思決定とは問題解決行動であり，情報とは，問題解決のための選択肢を知り，それぞれのメリット，デメリットを示したものである。その情報を得てから活用するまでのプロセスを「入手」「理解」「評価」「活用」という4つにまとめている。「活用」を「意思決定」と「行動」として表したものが図7-2である。

　そして，健康情報を活用する場面については，ヘルスケア，疾病予防，ヘルスプロモーションの三つが挙げられている。後ろの二つは一緒にされることが多く，大きく分けると二つで，ヘルスケアでの流れとヘ

ルスプロモーションでの流れがある。それぞれについて見てみよう。

3. ヘルスケアにおけるヘルスリテラシー

(1) ヘルスリテラシーに配慮したコミュニケーション

　ヘルスケアでの流れは，主にアメリカで取り組まれていて，病院などの臨床場面での情報やコミュニケーションを中心としている。とくに健康関連用語の読み書き能力が問われていて，これらは，機能的ヘルスリテラシーと呼ばれる。医療者がヘルスリテラシーの低い人がいることに気が付いておらず，患者は説明がわからなくてもどうしていいかわからず言い出せていないことが明らかになってきたからである。これは，ヘルスリテラシーの低さを「リスク」ととらえたものともいえる[4]。それが患者の意思決定や，処方薬の服薬，慢性疾患の自己管理の状況などを通して，患者の健康に影響しているという研究も多く出てきている。そ

表7-2　ヘルスリテラシーの低さの健康や医療への影響

- 病気，治療，薬などの知識が少ない
- ラベルやメッセージが読み取れない
- 医学的な問題の最初の兆候に気づきにくい
- 予防サービス（マンモグラフィ，インフルエンザ予防接種など）を利用しない
- 長期間または慢性的な病気を管理しにくい
- 保健医療専門職に自分の心配を伝えにくい
- 慢性の病気のために入院しやすい
- 救急サービスを利用しやすい
- 職場でケガをしやすい
- 死亡率が高い
- 医療費が高くなる

の影響について一覧したものが次の表7-2である。

　これらは，ヘルスリテラシーの低さにより，情報の理解ができず，コミュニケーションもとれないことで，新しい知識が身に付かない，言われたことに対して肯定的な態度をとれない，自信が持てない，行動を変えられないことなどで生じていると考えられている。どのようなコミュニケーションをとれば，これらを予防できるかを含めて，その因果関係をより明確にしていくことが必要である。

（2）ヘルスリテラシーが低い人とのコミュニケーション方法

　アメリカ医師会は，ヘルスリテラシーが低いと考えられる人に対するコミュニケーションの方法のマニュアルを作っていて，次の表7-3の六つをあげている[5]。

　(1) では，いわゆる「かかりつけ医，家庭医」の研究が紹介されている。患者に訴えられたことのある医師は，初診に平均15分かけていたのに対して，患者に訴えられたことのない医師は初診に平均18分かけていたという。別の研究では，患者さんに自由に好きなだけ話してもらったときにかかった時間は，平均で1分半から2分程度であったという。3分の違いは，患者が話したいだけ話せているか，言いたいことを

表7-3　ヘルスリテラシーが低い人とのコミュニケーション

(1) ゆっくりと時間をかけること
(2) わかりやすい言葉，専門用語以外を使う
(3) 絵を見せたり描いたりする
(4) 1回の情報量を制限して，繰り返す
(5) 「ティーチバック（teach back）」
(6) 質問しても恥ずかしくない環境をつくる

すべて聞いてもらったと思えるかどうかの差を示しているのではないかと考えられる。

(2) については，医療者が日常的に同僚と話している言葉は，医学教育を受けていない人には理解できない。お茶の間や家族の間で話されるような言葉を使うということである。例えば，次のようなものである。

「良性」→「がんではない」，「肥大」→「大きくなっている」，「脂質」→「血液の中の脂肪」，「経口」→「口から」

日本でも，このような病院で使われる言葉をわかりやすくするための提案は，国立国語研究所「病院の言葉」委員会が行っていて，代表的な57の言葉について，わかりやすく伝える例を，詳しく示してある。

(3) では，「百聞は一見にしかず」の言葉通りで，文字や言葉よりも視覚的なイメージは，わかりやすいだけでなく記憶に残りやすいことがわかっている。

(4) では，一番重要ないくつかの情報に絞り込んでコミュニケーションを取ることである。その方が記憶に残りやすく，患者もそれに基づいて行動できる。また，情報は繰り返すと記憶に残りやすいため，医師，看護師，薬剤師，栄養士など，複数の職種で行うのがよい。資料やプリ

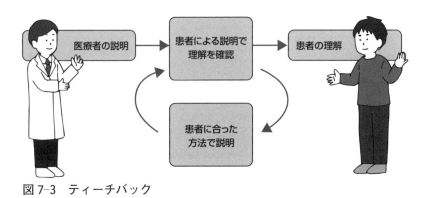

図 7-3　ティーチバック

ントを使えば，情報を繰り返して提供することになる。

　(5)の「ティーチバック」とは，図7-3のように患者が理解できたかを確認する方法である。患者に話したことを，患者に説明をしてもらって，うまくできなければもう一度，別の方法で説明するというものである。ただし，試されていると感じたり，"ばか"にされていると感じたりする人もいるので，例えば，「帰ったら，奥さん（ご主人）に，病院で何と言われたと話しますか」などと質問して確認することが提案されている。

　(6)では，わからないことについて気軽に質問できる雰囲気が大事である。そうでないと，多くの患者が，"ばか"だと思われないようにとか，医師などに迷惑をかけないようにと，わかったふりをする。例えば，「医学的なことは難しくてわからないことが多いので，わからないことがあれば何でも気軽に聞いてください」と話す。

　患者が何を質問すればいいかわかりやすいように，重要な3つの質問に絞り込んだ「Ask Me 3（アスク・ミー・3）」がある（表7-4）。これをポスターやパンフレットで紹介する。

　このほかにも，標準予防策（スタンダードプリコーション）の考え方がある。それは，すべての患者に接するとき，感染している事実の有無にかかわらず，感染を想定して行動するものであるが，同様に，すべての患者や市民はヘルスリテラシーが低いと想定するということである。

表7-4　アスク・ミー・3

① 私の一番の問題は何ですか？　（What is my main problem？）
② 私は何をする必要がありますか？　（What do I need to do？）
③ それをすることが私にとってなぜ重要なのですか？　（Why is it important for me to do this？）

実際、学歴や見た目ではわからず、よくしゃべる人が高いとは限らないという。

そして、医療者においてもヘルスリテラシーはあるとされている。対象のヘルスリテラシーに合わせて、わかりやすいコミュニケーションができる能力を持つことが医療者のヘルスリテラシーというわけである。

4. ヘルスプロモーションにおけるヘルスリテラシー

(1) ヘルスリテラシーはアンブレラターム

ヘルスプロモーションでの流れでは、ヘルスリテラシーはそのコア（中心）概念となってきている[6]。ヘルスプロモーションとは、コミュニティや組織づくり、政策づくり、市民とのコミュニケーションや教育など、幅広いアプローチを用いるものである。個人が行動を変える能力だけではなく、それをサポートするためにコミュニティや集団で環境を変えられる能力を高めること、公平を実現するためのエンパワーメントを目指している。そこでは、ヘルスリテラシーを、個人や社会を変化させる「資源」とみなすことができる[4]。このような幅広い内容を含むため、アンブレラターム（さまざまな概念を傘の下に入れた言葉）であると言われる[6]。

(2) 背景にある健康教育とヘルスプロモーションの理論

これらをよく理解するには、健康教育とヘルスプロモーションの理論的な動向を知るとよい。欧米での1960〜70年代の健康教育は、健康的なライフスタイルを推進するキャンペーンが中心であった。人々が現在とっている行動の健康へのリスクを指摘し、新しい行動の良い点を伝えるものである。しかし、これらは、すぐに行動に移せるような、教育レベルやリテラシーレベルが高い人にしか効果がなかった。

そのため，1980年代には，その人の周囲を取り巻く人間関係の影響に焦点が当たっていった。人が行動を選ぶときには，その人にとって重要な人物が自分に期待していることに影響を受けていることが指摘された。また，人は他者の成功や失敗の体験から学び，他者から褒められることで行動を強化していることが明らかにされた。そこで，個々人について，他者との関係に合わせて行動変容を促進するプログラムが開発された。さらに，マーケティングの理論を取り入れることによって，その人が所属している集団に焦点を当てた。まず，多様な集団の存在を把握して，それぞれの集団が持っている社会的な規範に合わせて行動変容を促す方法が開発された。しかし，これらはまだ，対象への情報提供と教育に頼っていたため，実質を伴った持続的な行動変容には失敗して，多様な社会経済的集団の健康状態のギャップを縮めることはできなかった。

なぜなら，健康状態は，個人の行動によって影響を受けるとはいえ，それは社会経済的環境によって決定されているため，環境そのものを変える必要があるからである。そのことを示したのが，WHOによるヘルスプロモーションであり，人々が「健康の決定要因をコントロールできるようにする」活動であった。これらは，健康や病気の原因としてのライフスタイルや行動よりも，その背景にある「原因の原因」＝健康の社会的決定要因の影響の大きさを示すものであった。

（3）ヘルスプロモーションの成果（アウトカム）としてのヘルスリテラシー

そして，ヘルスプロモーション活動の成果（アウトカム）としてヘルスリテラシーが重要視されるようになった。それは，自分の健康的なライフスタイル，効果的なヘルスサービス，健康的な環境という健康の決

定要因を変えられる力である。ナットビームは，機能的リテラシーのような読み書きのスキルだけに留めるのは狭義のヘルスリテラシーであるとして，さらに「相互作用的ヘルスリテラシー」と「批判的ヘルスリテラシー」を提唱した[2]。

「相互作用的ヘルスリテラシー」は周囲がサポーティブな場合に，その中でうまく立ち回れる能力で，知識に基づいて自立して行動したり，もらったアドバイスに基づいて意欲や自信を向上させられるものである。そして，「批判的ヘルスリテラシー」は周囲が必ずしもサポーティブでない場合の能力である。先述した「批判的リテラシー」を踏まえたもので，エンパワーメントである。例えば，肥満を指摘されて運動や食事内容の見直しを始めるとして，職場がサポーティブでない場合，職場の上司や同僚に働きかけて，職場での状況を変える力，さらにそれも難しい場合は労働関連の法律の改正の活動に参加できる能力である。それは，個人の利益だけでなく集団の利益に結び付くもので，個人の能力だけでなく，コミュニティや集団の能力である。ヘルスプロモーションは，人々の参加によって人々自身の手によって，行われるものである。

ヘルスリテラシーはソーシャルキャピタル（社会関係資本）の重要な要素であるともいわれる。人と人との信頼やつながりを意味するソーシャルキャピタルは，ヘルスリテラシーの向上のために互いに信頼しあって協力するような文化や風土でもある。ソーシャルキャピタルを築き上げることが，自分たちの健康で充実した生活につながることを実感し，共に喜べる機会をつくり出すことが重要である。

引用文献

1) 中山和弘:ヘルスリテラシーとは.福田洋,江口泰正編『ヘルスリテラシー:健康教育の新しいキーワード』,大修館書店,2016.
2) Nutbeam D. Health literacy as a public health goal: a challenge for contemporary health education and communication strategies into the 21 st century. Health Promot Int, 2000;15(3):259-267.
3) Sørensen K, Van den Broucke S, Fullam J, Doyle G, Pelikan J, Slonska Z, Brand H;(HLS-EU) Consortium Health Literacy Project European. Health literacy and public health: a systematic review and integration of definitions and models. BMC Public Health. 2012;12:80.
4) Nutbeam D. The evolving concept of health literacy. Soc Sci Med. 2008;67(12):2072-8.
5) Weiss BD. Health Literacy and Patient Safety - Help Patients Understand. American Medical Association Foundation, 2007.
6) 中山和弘:ヘルスリテラシーとヘルスプロモーション,健康教育,社会的決定要因.日本健康教育学会誌,22(1),76-87,2014.

参考文献・サイト

1. 中山和弘ら:『健康を決める力』http://www.healthliteracy.jp/
2. 福田洋,江口泰正編『ヘルスリテラシー:健康教育の新しいキーワード』,大修館書店,2016.

学習課題

1. 健康のための信頼できる情報にはどのようなものがあるか,実際に探してみよう。
2. ヘルスリテラシーとは何ができる力なのか考えてみよう。
3. ヘルスプロモーションでヘルスリテラシーが注目される理由について説明してみよう。

8 | ヘルスリテラシー②
ヘルスリテラシーの評価と教育

中山　和弘

《学習のポイント》　ヘルスリテラシーの測定方法とその要因およびその向上のための取組について解説する。日本人のヘルスリテラシーが低いという調査もあり，その要因として，プライマリ・ケアや健康教育，メディアリテラシーなどを取り上げる。アメリカなど世界での取組やヘルスリテラシーを高めるような社会のあり方について解説する。
《キーワード》　ヘルスリテラシー，プライマリ・ケア，家庭医，健康教育，意思決定能力，メディアリテラシー，健康の社会的決定要因，市民リテラシー，文化リテラシー

1. ヘルスリテラシーの評価と要因

（1）ヘルスリテラシーの測定

　ヘルスリテラシーは，人々の持つ健康への力を評価し測定できるようにするために生まれてきたともいえる。その測定については，すでにアメリカを中心として，健康関連用語が理解できる能力である機能的ヘルスリテラシーの測定が多くなされてきている。

　しかし，ヘルスリテラシーの概念は次第にカバーする範囲が拡大してきて，機能的ヘルスリテラシーだけでなく，相互作用的ヘルスリテラシーや批判的ヘルスリテラシーなど，より多次元で包括的な尺度が求められるようになった。そのような尺度があれば，社会経済的状況や教育による差や，国・コミュニティ・グループによる違いなどを明らかにできる。そうなれば健康格差の存在を発見するとともに，健康の公平のた

めの介入を開発していくことが可能となる。それは言い換えれば，測定して変えられる健康の社会的決定要因と呼ぶこともできる。それは，従来の死亡率・罹患率などの健康指標を補完する指標となる可能性がある。

　そのような状況において，機能的ヘルスリテラシー，相互作用的ヘルスリテラシー，批判的ヘルスリテラシーの三つを測定しようとする研究が進んできている。糖尿病患者のヘルスリテラシーやそれを一般向けにした尺度，次のような一般の労働者向けの尺度が開発されている（表8-1）[1]。それぞれに「強くそう思う」から「全くそう思わない」の5段階で回答するものである。これらは，信頼できる情報を見極めて手に入れ，そこから意思決定できる力を測定するものであり，機能的ヘルスリテラシーに留まらない貴重な尺度として用いられている。

　さらに，健康の社会的決定要因についての情報を入手，理解，評価，活用できるヘルスリテラシーの測定尺度も開発された[2]。中でも社会的な格差に関する項目は表8-2のようなものである。それぞれに「とても簡単」「やや簡単」「やや難しい」「とても難しい」で回答するものである。

　また，包括的な尺度に限らず，糖尿病など病気や健康課題に合わせた尺度も求められた。例えば，がん，精神，母子など健康課題別の尺度の

表8-1　相互作用的・批判的ヘルスリテラシーの測定尺度

- 新聞，本，テレビ，インターネットなど，いろいろな情報源から情報を集められる
- たくさんある情報の中から，自分の求める情報を選び出せる
- 情報を理解し，人に伝えることができる
- 情報がどの程度信頼できるかを判断できる
- 情報をもとに健康改善のための計画や行動を決めることができる

「とても簡単」「やや簡単」「やや難しい」「とても難しい」で回答

表8-2　健康の社会的決定要因に関するヘルスリテラシーの項目（抜粋）

・社会的な地位が健康に影響を与えることについて知るのは
・所得の少ない人ほど，病気になりがちであると理解するのは
・社会には，健康な生活を送るうえでどのような不公平があるかを判断するのは
・誰もが健康でいられる公平な社会をつくるために協力するのは

「とても簡単」「やや簡単」「やや難しい」「とても難しい」で回答

作成も増加している。

　これらを含めて，現在では100以上の尺度があり，それらを集めたデータベースであるヘルスリテラシーツールシェッド（Health literacy tool shed）が米国国立医学図書館（NLM）とボストン大学によって作成されている（シェッドとは倉庫の意味である）。

（2）海外で実施された全国調査

　世界では，全国規模のヘルスリテラシーの測定も進められてきている。アメリカの2003年の全国調査では，機能的ヘルスリテラシーの測定が行われ，一般の文書にある医学用語の意味を明確に理解できる人は12%であり，基礎レベル以下の人が36%であると報告された。2008年には，オーストラリアでも，60%の人が必要なヘルスリテラシーを持っていないとされた。

　また，2012年には，ヨーロッパ8か国の調査（HLS-EU）が行われた。そこでは，ヘルスリテラシーに問題があり自身の健康管理や意思決定が難しいという人の割合は，全体で47.6%で，最も少ない国はオランダで28.7%，最も多い国はブルガリアで62.1%と報告された[3]。ヘルスリテラシーが低い人たちは決して少数派ではなく，国内外で生じて

いる健康格差の要因であることが浮き彫りになってきている。

とくに，HLS－EUの調査は，従来のヘルスリテラシーの尺度とは異なり，日常生活の健康に関わる多様な状況で，情報を手に入れて意思決定する行動の困難度を測った包括的な尺度（HLS－EU－Q 47）を用いたものであった。機能的ヘルスリテラシーの尺度よりも健康との関連が強く，個人の能力だけでなくて，実行することが困難な状況や環境，その中でそれをどれだけ強く求められるかを反映する尺度だと考えられている。

（3）日本人のヘルスリテラシーは低い

では日本での状況はどうであろうか。HLS－EU－Q 47を用いた全国20－69歳の男女1054名を対象としたインターネットでの調査では，ヘルスリテラシーに困難がある人の割合は85％ほどで，EU 8か国よりも格段に高い結果となっていた[4]。台湾など同じアジア6カ国での全国調査[5]では，EUに近い結果になっていて，ヘルスリテラシーの国別の平均点（50点満点）を比較すると日本のヘルスリテラシーはアジアの中でも低い状況にあった（図8-1）。

これは，現在，世界一を争う日本の平均寿命の長さと矛盾するような結果である。しかし，日本では，他の先進国に比べて成人期の死亡率の低下が鈍化し，慢性疾患を管理できている率はかなり低く，喫煙率や自殺率が高いことが問題視されている[6]。このことの背景にヘルスリテラシーの低さを指摘することも可能であろう。

次に，調査における質問項目別に見てみよう。HLS－EU－Q 47では，47項目の質問に対して，「とても簡単」「やや簡単」「やや難しい」「とても難しい」で回答するものである。「とても難しい」と「やや難しい」を合わせて「難しい」と回答した割合でヨーロッパと差が大きかったも

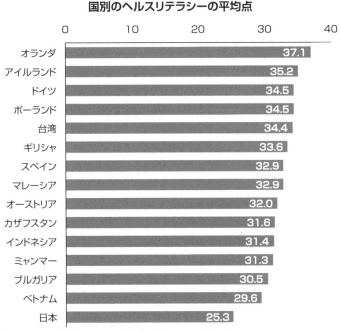

図 8-1　国別のヘルスリテラシーの平均点

のを抜粋して示したのが表 8-3 である。

　47 項目全体では，健康情報の「入手」「理解」「評価」「活用」の 4 つの能力を測っている。質問文の末尾のところを見ると「見つける」は「入手」，「判断する」「変える」「参加する」は「評価」と「活用」である。全体として，日本では，判断したり意思決定したりする項目でとくに「難しい」が多い傾向であった。

　ここで差がついた項目の背景について次に一つひとつ見てみよう。

表8-3 ヘルスリテラシーの日本とEUの比較-「難しい」と回答した割合(%)

	日本	EU	差
病気になったとき,専門家(医師,薬剤師,心理士など)に相談できるところを見つけるのは	63.4	11.9	51.5
健康と充実感に影響を与えている生活環境(飲酒,食生活,運動など)を変えるのは	63.6	25.5	38.1
住んでいる場所(地域,近隣)がどのように健康と充実感に影響を与えているかを判断するのは	61.8	24.6	37.2
どの生活習慣(飲酒,食生活,運動など)が自分の健康に関係しているかを判断するのは	45.5	12.6	32.9
参加したいときに,スポーツクラブや運動の教室に参加するのは	56.4	24.1	32.3
気になる病気の治療に関する情報を見つけるのは	53.3	26.9	26.4
気になる病気の症状に関する情報を見つけるのは	46.1	22.8	23.3
メディア(テレビ,インターネット,その他のメディア)から得た健康リスク(危険性)の情報を信頼できるかどうかを判断するのは	64.2	42.1	22.1

「とても難しい」と「やや難しい」を合わせて「難しい」とした

(4) プライマリ・ケアと家庭医

日本とEUとの比較で最も差が大きかったのは「病気になったとき,専門家(医師,薬剤師,心理士など)に相談できるところを見つけるのは」であった。日本では6割が難しいと回答したのに対して,EUでは

1割と差が開いていた。その背景にあるのは，日本のプライマリ・ケア（身近にあって何でも相談できるケア）の不十分さである[5]。プライマリ・ケアとは，米国国立科学アカデミーの定義では，「患者の抱える問題の大部分に対処でき，かつ継続的なパートナーシップを築き，家族及び地域という枠組みの中で責任を持って診療する臨床医によって提供される，総合性と受診のしやすさを特徴とするヘルスケアサービスである」とされている。日本プライマリ・ケア連合学会は，この定義を引用しながら，「国民のあらゆる健康上の問題，疾病に対し，総合的・継続的，そして全人的に対応する地域の保健医療福祉機能と考えられる」と述べている。

しかし，日本の医師の大部分は，これらを行えるプライマリ・ケア医あるいは家庭医とはいえないという。その訓練を十分に受けた医師が不足していて，2017年10月31日時点で日本プライマリ・ケア連合会が認定する家庭医療専門医は673名である。ヨーロッパでは医師の約3分の1が家庭医（オランダでは40％）である状況とは大きく異なる（ちなみに台湾も早くから家庭医の養成を行っている国である）。これは2004年まで，養成する教育制度は存在していなかったからで，そのためプライマリ・ケアのレベルで十分診療可能な疾病でも，大きな病院を受診することがおこっている。患者にとっては，どの医師の診療でも自由に受けられるといった状況であるが，どこで受診したらよいのかという明確な情報がないため，受診先に迷うことがしばしばある。ヨーロッパでは，家庭医制度が普及していて，地域の家庭医にまず受診することになっている国が多いので，そのようなことは少ないわけである。

さらに，ヨーロッパでの家庭医は，予防のための健康教育を行う役割もあるため，地域住民のヘルスリテラシーの向上に寄与していることが考えられる。

（5）ヘルスリテラシーの高いオランダの特徴と子どもの教育

　ヨーロッパの調査では，なかでもヘルスリテラシーが高い国は，オランダであった。オランダは，家庭医や訪問看護師によるプライマリ・ケアが充実している国でもある。オランダが先進的であることは，国の特徴そのものとして語られることもあるが，サービスの利用者の選択を自由にし，サービスの提供者の競争を促進するという考え方である。選択肢から自由に選べるためには，そもそも情報を入手し，理解して，意思決定する力であるヘルスリテラシーが求められる。サービス利用者の権利を確立するために，選択のための情報を与える試みが営々と行われているといい，情報公開度については，世界でトップクラスの国である。

　また，オランダには，地域看護師が起業して急速に広がり，いまや世界的な成功事例とみなされる在宅ケアの組織ビュートゾルフがある。創業者によると，その根底には「自分の人生のなかで起きるいろいろなことについて自分で判断して決定できれば，自分の人生に自ら影響を与えられるし，より幸せな人生を送ることができる」という信念があるという。「世界価値観調査」などの世界各国の幸福感の調査によれば，人生の選択の自由度が高い国ほど幸福感が高い傾向にある。オランダが人生の選択の自由度とともに幸福感も世界の上位なのに対し，日本の幸福感は先進国では低めで，人生の選択の自由度は最低ランクである。意思決定できることが幸せにつながるということである。さらに，オランダでは，学校教育の段階から，建設的に議論して意思決定する習慣を学ぶことがあげられ，やはり意思決定できることを重視していることがわかる[7]。

　自分が選ぶことができる選択肢の情報に目を向け，常に自分で納得がいく意思決定をすることが幸せという見方は日本ではどうであろうか。日本人が，自分で決めるということを，子供の頃から重視して育てられ

てきているかがその背景にあるのかもしれない。

　これは，学校における保健教育においても，自分で意思決定する力を身に付けるスキルを身に付けられているかどうかである。ヘルスリテラシーの育成や向上において，教育は最も重要である。海外では早い時期から計画的に，健康やからだ，意思決定などヘルスリテラシーを身に付ける教育に取り組んでいる。日本でも，読み書きのリテラシーと同様に，早い時期から生涯を通じたヘルスリテラシー教育の仕組みづくりが望まれる。日本の中学生を対象とした研究では，ヘルスリテラシーや保健分野での批判的な思考力は，部分的には親や教師の影響も示唆されるが，全体としては自然に身に付くものではなく，そのための教育の機会が必要であると報告されている[8]。

（6）健康情報とメディアリテラシー

　健康情報についていえば，日本の調査での項目の中で，「気になる病気の治療に関する情報を見つけるのは」「気になる病気の症状に関する情報を見つけるのは」「メディア（テレビ，インターネット，その他のメディア）から得た健康リスク（危険性）の情報を信頼できるかどうかを判断するのは」についても「難しい」という割合の差が大きくなっていた。これらからは，インターネットを含めた情報の入手先の問題が指摘できる。市民向けの健康情報を豊富に収集したサイト，メドラインプラス（MedlinePlus）のようなわかりやすく信頼できるサイトが不足していることがあげられる。メドラインプラスは，アメリカの国立医学図書館（NLM）による，市民向けの健康情報を豊富に収集したサイトで，わかりやすく整理された内容で，信頼できる研究機関などのコンテンツが紹介されている。

　また，日本では健康科学・医学系の論文を無料で検索できないという

問題もある。世界で出版されている論文は、アメリカ国立医学図書館がパブメド（PubMed）というサイトで、無料で論文のデータベースを検索できるようにしている。論文の要約を読むこともできるし、無料で公開されている論文ならすぐに読むこともできる。しかし、日本語で書かれた論文の多くは検索対象外になっている。日本では、それらの論文のデータベースは、医学中央雑誌刊行会というNPOが作成していて、個人や組織で契約して料金を支払う必要があり、誰もが無料で検索して要約を読むというわけにはいかないのが現状である。

(7) ヘルスリテラシーは個人と環境の相互作用による

ここで注意しなくてはならないのは、HLS‐EU‐Q47で測っているヘルスリテラシーは、個人の能力だけでなく、医療、地域、行政、メディアなどの社会や環境のありかたを表していることである。個人と環境の相互作用によるもので、能力が低くても環境が整っていればより健康な選択肢を選びやすいのである。

そのため、青年から高齢者まですべての人々が、そのことに気づき、変えていくための活動に参加することが必要である。そもそも、日本では保健医療における市民や患者中心の意思決定やその支援の研究が始まったばかりであるが、今後早急に研究を進めていく必要がある。

2. ヘルスリテラシーに対する海外での取組

(1) アメリカのアクションプランとヘルスリテラシー教育

世界各国で取組が始まっているが、その中からいくつかを紹介しよう。アメリカは国内の健康格差が埋まらない要因として、ヘルスリテラシーに注目し、2010年にヘルスリテラシー向上のための国民活動計画（National Action Plan to Improve Health Literacy）を作成した。そこ

では，次の二つの原則があり，具体的なゴールが掲げられ，医療専門職や行政などがとるべき行動が記されている．
・誰もが情報を得た意思決定に役に立つ健康情報にアクセスできる権利を持つ
・ヘルスサービスは健康，長寿，QOLに効果的なようにわかりやすく提供されなければならない

　アメリカの健康政策"ヘルシーピープル2020"の柱の中には「ヘルスコミュニケーションとIT活用」がある．専門家からの情報提供は，今やインターネットが中心的な役割を占めるようになり，多くの情報が国の専門機関から提供されている．健康関連キーワードで検索すると国立衛生研究所関連のサイトが確実に上位にヒットする．かつては，信頼できないサイトが多く，そのようなサイトを駆逐するために，政府が優れたサイトを作成している．上述したように，国立医学図書館（NLM）は，市民向けの健康情報を豊富に収集したサイトメドラインプラスを作成，公開している．ヘルスリテラシーが低い人でも，活用可能になっていて，医学用語の理解のしかた，健康情報の評価のしかた，健康アプリの検索，自分が欲しい健康情報メール配信の登録など充実したサイトとなっている．アメリカの生徒を対象とした研究では，このサイトの利用が，ヘルスリテラシーの高さと関連していたという[9]．

　さらに，アメリカ厚生省は，ヘルスリテラシーが低い人でも理解できるように，利用者を対象とした評価研究を重ね，わかりやすい健康情報サイトの作り方のガイドライン"ヘルスリテラシーオンライン"を作成して，公開している．

　アメリカでは，子供のころからのヘルスリテラシーの育成を目指して，すでに1995年には，全国健康教育基準が作られている．学校の健康教育において未就学児から12年生（高校3年生）まで発達段階に応

表8-4 アメリカの全国健康教育基準

1．よりよい健康のためのヘルスプロモーションと疾病予防に関する考え方を理解する
2．家族，仲間，文化，メディア，科学技術が保健行動に与える影響を分析する
3．よりよい健康に役立つ情報や商品，サービスにアクセスする
4．よりよい健康のために健康リスクを避けたり減らしたりするために対人コミュニケーションスキルを使う
5．よりよい健康のために意思決定のスキルを使う
6．よりよい健康のために目標設定のスキルを使う
7．よりよい健康のための行動を実践し，健康リスクを避けて減らす
8．自分や家族，コミュニティの健康のために主張（advocate）する

じたヘルスリテラシーを身につけるためのものである。表8-4のような八つの基準が設定されていて，一つの柱として，意思決定のスキルがあることが特徴的である。

　意思決定のスキルの基準については，すでに未就学児から小学校2年生までの段階で，「健康についての意思決定が必要である状況にあることがわかる」「健康についての意思決定において自分一人でできるか支援が必要かを区別する」ことがあげられている。また，日本の学習指導要領では「～について理解できるようにする」が中心であるのに対して，「理解する」「述べることができる」「分析できる」「明示する」「予測する」など，知識や情報を活用できる到達目標を明確にしていることも特徴的である[10]。

(2) WHOやヨーロッパでの動き

　WHO（世界保健機関）のヨーロッパ事務局は，2013年にヘルスリテラシーのエビデンスを集めたレポート「ヘルスリテラシー：確かな事実（Health literacy: The solid facts）」を発表している。そこでの提言では，ヘルスリテラシーのガイドラインの作成を通して，よりよいコミュニケーションを保証すること，ヘルスリテラシーフレンドリーな場をつくること，地域，国，国際的なレベルでヘルスリテラシーの政策をつくることなどがあげられている。これらによって，家庭，コミュニティ，職場，ヘルスケア，教育，商業界，そして伝統的なメディアとソーシャルメディアなどの場において，人々が日々健康的な意思決定ができるように協力しあうことを求めている。

　また，WHOは，健康の社会的決定要因の委員会を作り，2008年に最終報告書を出版した。そこでは，社会が健康を決めていることを知ることもヘルスリテラシーであるとした。これは批判的ヘルスリテラシーと同じである。社会が，わかりやすく決定要因を説明できなくてはならないし，それが理解できているか，そのために行動できているかを，みんなでチェックしあってその向上に努めることを提案している。

(3) ヘルスリテラシー向上のための介入

　ヘルスリテラシーへの介入研究として，ヨーロッパのプロジェクトIROHLA（Intervention Research On Health Literacy among Ageing population）がある。現在進行中のプログラムやプロジェクトをストックして，広く普及させることを目的としたものである。

　介入方法としては，情報の提供，スキルトレーニング，行動変容に焦点が当てられている。それらは，個々人だけでなく，パートナー，家族，仲間，コミュニティや社会，さらに保健医療の専門職や介入の提供

表8-5　ヘルスリテラシー向上のための介入の種類

(1) コミュニケーション
　保健医療の専門職と患者の相互作用を対象として，どちらの行動変容も同時に実現しようとするもの。患者中心であること，シェアードディシジョンメイキング（患者と医療者が情報と価値観を共有して一緒に意思決定すること），セルフマネジメントの向上に取り組むもの。

(2) エンパワーメント
　ヘルスリテラシーが低い人々に自信を持ってもらうための介入。問題の分析や問題解決のスキル，積極的なネットワークづくり，社会参加，学習能力を向上させるもの。いかに情報の提供やスキルの向上によって行動は変えられるかを明らかにするもの。

(3) コミュニティ
　ヘルスリテラシーが低い人を含めてコミュニティを動員して，仲間，家族，コミュニティメンバーの問題解決能力を活用する介入。コミュニティに根差したコースやトレーニングや，高齢者のための組織や権利擁護団体，ピアグループ，ボランティア，家庭訪問員のようなネットワーク作りやピアサポートが含まれる。

(4) 専門職の能力
　保健医療専門職のコミュニケーションスキルや，低いヘルスリテラシーの人々の経験に対する共感と理解を向上させる介入。これも持続可能にするには行動変容が重要であり，継続させるには多職種の協働による相互援助が必要である。

(5) 障害の除去
　ヘルスサービスの利用を促進する介入で，手続きやコミュニケーションの簡素化，アクセスしやすいサイト，交通やバウチャー制度といった移動手段や組織に関する介入。ヘルスケアや予防プログラムへのアクセスのしやすさは，ヘルスリテラシーが低い人にとっては健康を維持するためには重要な問題である。

者，保健医療システムをもターゲットにした，包括的なアプローチをとるとしている。これらの介入を，表8-5の5つのグループに分類している。

コミュニケーションを重視したプログラムは多く，それらを紹介するキーワードとして，個々人に合わせたテーラーメイドアプローチ，ヘルスコーチ，家庭訪問，アウトリーチ，時間や空間を選ばないテレヘルス（遠隔医療，遠隔ケア），eヘルス，eラーニング，対象者の価値観や力を重視した，患者中心，エンパワーメント，健康教育，協調学習，生涯教育，ヘルスプロモーション，人とのつながりを重視した，コミュニティコラボレーション，信頼形成，ネットワーク，オーガニゼーション，パートナーシップ，ソーシャルインクルージョン（社会的包摂），ソーシャルサポート，ボランティア，参加，世代間学習，健康カフェなどが紹介されている。

3. ヘルスリテラシーのある社会に必要なリテラシー

（1）市民リテラシー

ヘルスリテラシーのある社会，すなわち市民が力を合わせて社会の決定要因をコントロールできる社会をつくっていくために必要な能力とは，具体的にはどのようなものであろうか。これは，批判的ヘルスリテラシーに必要なリテラシーであるともいえる。そこでまずあげられるのは，市民リテラシーである。市民リテラシーは，市民が公的な問題を意識し，意思決定過程に参加する能力である。

ここでは，メディアリテラシーの重要さが指摘できる。新聞やテレビなどマスメディアの情報を理解・活用できる力が必要である。とくに，「世界価値観調査」によれば，日本人は，新聞・雑誌やテレビへの信頼が非常に高く，信頼できると思っている人のほうが多数派である。とこ

ろが，欧米先進国では全く逆で，信頼できないとする人のほうが上回っている。自分で専門的な論文やデータを直接ダウンロードできるなど情報を取捨選択できるメディアであるネットの活用も重視されるべきである。日本では，自分で考えるよりも，頼ることができる情報が求められているように思われる。とくに，これらのいわゆるオールドメディア上での医師らの発言は，高い信頼を得がちであると思われる。これらも批判的に見る必要がある中で，鵜呑みにすることには問題がある。

さらに，市民リテラシーとしては，人々が政府や行政などと交渉したり話し合って健康に関する政策を決めることについての知識も求められる。また，個人の健康に関する行動や選択が社会の人々の健康に影響することの認識もそうであろう。

(2) 文化的リテラシー

次に，文化的リテラシーである。健康情報を解釈し，それに基づいて行動するために，自分が所属している文化を認識した上で活用できる能力を意味する。つまり集団の信念，習慣，世界観，ある集団に自分が属しているという感覚（社会的アイデンティティ）を認識し，活用する能力である。例えば，地域の慣習や迷信，流行などは，エビデンスと一致しているものもあればそうでないものもある。他者とのコミュニケーションにおいて，あらゆる文化，階層，人種，年齢，ジェンダー，セクシュアリティ，民族，宗教の人に対して相手を尊重する能力，他の文化の人々にとっての健康的なライフスタイルの定義や健康に影響する文化の影響力などを理解できる能力である。これは健康をめぐる文化的多様性（ダイバーシティ）に敏感になり，それを受け入れ，学ぶことができる力である。

このように，社会のさまざまなしくみや文化を知ることが，自分だけ

でなく，みんなの健康をつくるために必要である．そのことに誰もが気づいていけるような社会にしたいものである．

引用文献

1) 石川ひろの：ヘルスリテラシーの評価法．福田洋，江口泰正編『ヘルスリテラシー：健康教育の新しいキーワード』，大修館書店，2016．
2) Matsumoto M and Nakayama K. Development of the health literacy on social determinants of health questionnaire in Japanese adults. BMC Public Health. 2017 Jan 6；17：30
3) Sørensen K, et al. Health literacy in Europe: comparative results of the European health literacy survey（HLS－EU）. Eur J Public Health. 2015 Apr 5.
4) Nakayama K, et al. Comprehensive health literacy in Japan is lower than in Europe: a validated Japanese－language assessment of health literacy. BMC Public Health. 2015 May 23；15：505.
5) Duong TV, et al. Measuring health literacy in Asia: Validation of the HLS－EU－Q 47 survey tool in six Asian countries. J Epidemiol. 2017 Feb；27（2）：80-86.
6) 日本国際交流センター：『ランセット』日本特集号：国民皆保険達成から50年．
   http://www.jcie.or.jp/japan/csc/ghhs/lancetjapan/
7) 子どもの幸福度世界一！オランダの学校教育レポート　世界一子どもがしあわせな国の子どもをしあわせにする教育とは？
   https://kids.gakken.co.jp/parents/series/happiness/
8) 森慶恵，玉村沙也加，横井来美，古田真司「中学生の保健分野における批判的思考力に関する基礎的検討」東海学校保健研究，39（1），45-57，2015．
9) Ghaddar SF, et al. Adolescent health literacy: the importance of credible sources for online health information. J Sch Health. 82（1）：28-36, 2012.
10) 面澤和子「『アメリカの保健学習の動向と日本（1）全国保健教育スタンダード（第2版）とHECAT」弘前大学教育学部紀要，119-127，2010．

参考文献・サイト

1．中山和弘ら：『健康を決める力』http://www.healthliteracy.jp/
2．福田洋，江口泰正編『ヘルスリテラシー：健康教育の新しいキーワード』，大修館書店，2016．

学習課題

1．ヘルスリテラシーの測定方法について，関心のある健康問題をあげながら考えてみよう。
2．ヘルスリテラシーを向上させるための方法について，具体的にあげてみよう。
3．誰もがヘルスリテラシーが高くなるような社会をつくるための方法について説明してみよう。

9 | 意思決定支援

中山　和弘

《学習のポイント》　健康のためのよりよい意思決定を支援する方法について解説する。意思決定には方法があり，適切なプロセスを経て意思決定した場合には納得のいくものになりやすい。医療者に決めてもらうパターナリズムを望む人が減ってきている中で，医療者と一緒に決めるシェアードディシジョンメイキングの考え方や意思決定を支援するツールとしての意思決定ガイド（ディシジョンエイド）のしくみと効果などについて解説する。

《キーワード》　意思決定支援，ディシジョンエイド，意思決定ガイド，シェアードディシジョンメイキング，インフォームドディシジョンメイキング，パターナリズム

1. 意思決定支援とよりよい意思決定

（1）保健医療における意思決定支援の不足

　インターネット上の書店で「意思決定」というキーワードで検索すると，経営学やビジネス関連の書籍がたくさんヒットする。ビジネスパーソンにとって，激しい競争の中を生き抜くためには，迅速で的確な意思決定が必要である。しかし，それが決して容易ではないため，その支援方法が古くから研究・開発されてきた。

　ところが，健康や医療の分野においては，市民や患者が直面する難しい問題に対する意思決定支援の研究は，まだ十分に行われていない。保健医療の発展によって，健康や医療の選択肢は，日に日に増大し，しかも常に変化していて，健康や医療における意思決定はますます困難に

なっていて，意思決定支援はますます必要になってきている。多くの選択肢から，自分にとって最も適切なもの，それも生命・人生・生活に関わるものを選んでいかなくてはならない。

さらに，インターネット上のさまざまな健康情報サイトをはじめとして，ブログ，SNS，Q&Aサイトなどから，専門的な情報に限らず，実際に検査や治療を受けた人の体験談も知ることができる。しかし，情報が多いということは，それだけ選択肢が多くなるということで，使い方によっては，意思決定における困難さを助長しているとも言える。確かに，なるべく多くの選択肢を知ってから，自分のニーズや好みにあった，納得できる意思決定をしたい人にとって，情報は強い味方である。そのようにして決めた人は，治療やケアの方法を信頼でき，それに専念できるため，最終的に良い結果も得やすい。

それにもかかわらず，誰もが膨大な情報を，うまく生かせるわけではない。そこで必要になるのは，ヘルスリテラシーであるが，誰もがヘルスリテラシーが高いわけではない[1]。やはり，情報に基づく市民や患者中心の意思決定のためには支援が欠かせない人が多い状況にあると言えよう。

（2）市民や患者中心の意思決定とは

市民や患者中心の意思決定という場合，まず，多様な意味で使われている市民中心や患者中心という言葉の定義を明確にする必要がある。海外では，米国国立医学研究所の定義がよく見られるが，それを用いれば，市民や患者の好み・意向，ニーズ，価値観を重視した意思決定を保証することと，そのための情報提供と支援である。

また，さらに言えば，意思決定についても，明確な定義がされずに使われていることが多い。それは，二つ以上の選択肢から一つを選ぶこと

である。大切なことは，複数の選択肢が明確にあって，そこから選ぶ作業がなければ意思決定にはならないということである。

このような市民や患者中心の意思決定を実現するために必要なことは，意思決定の方法にも選択肢があるということである。方法によってよりよい意思決定ができるかどうかが変わってくるということである。そこで，これまでの心理学や認知科学などの意思決定の研究でよりよい意思決定がどのようなものとされてきたのか紹介したい。

（3）よりよい意思決定のための七つのステップ

意思決定するには，まず，自分にどのような問題があり，その解決のためにどのような選択肢があるのかを明確にする必要がある。次に，自分で納得がいく意思決定をするための七つのステップをあげる[2]。肥満を例に考えてみよう。

①意思決定が必要な問題を明確にする

そもそも肥満がなぜ問題があるのかが明確でないと，解決方法を探し，自分で決めなくてはならないのだという気にもならない。

②問題解決のための選択肢をすべてあげる

肥満解消のために，運動，ダイエットなど可能性のある選択肢についてすべてあげてみる。運動にも選択肢がある。どれを選ぶかは考えずに，すべての選択肢をあげてみることが大切だといわれている。可能性が0と早合点して思いついた選択肢を消してしまわないほうがよい。あとで事情が変わるかもしれないからである。

③選択肢を選ぶ基準を決める

できたリストにある選択肢を評価するために，それぞれの長所と短所をあげる。例えば，運動では，できる時間，場所，好みの運動やスポーツ，負担感，経済的なコスト，現在の健康状態などがある。

④選んだ結果を想像する

　次に，実際に選択肢を選んだときの結果を想像して，それが思った通りの結果になりそうかどうかを考える。結果に対する主観的な価値や望ましさはどうか，期待通りの結果が起こる主観的な確率はどうか，である。例えば，「毎朝10分散歩をする」という選択肢については，「きっとうまくいくに違いない」と思えるであろうか。

⑤情報提供方法による心理的効果を理解する

　上記の③④について，考えるときに必要な情報を，正しく理解できているかのチェックである。例えば，数字については，手術による「生存率が99％」という情報と，手術による「死亡率が1％」という情報では，手術への意欲に違いがあることが知られている。同じ情報であっても，その提供方法によって心理的に違いが生じることをフレーミング効果という。絵画もフレーム（額縁）によって評価が違って見えるというのと同じである。ポジティブな情報だけでなく，ネガティブな情報も同様に吟味することが求められる。

⑥意思決定の支援を得る

　しかし，そのような情報を見極めるのは難しいことである。専門家の支援を受けることも選択肢に入れておく必要がある。

⑦意思決定における葛藤やジレンマを解決する

　なかなか決められないときは，葛藤やジレンマが生じている可能性がある。その理由には，表9-1のような7つがあると考えられる。

表9-1 意思決定における葛藤やジレンマ

① 選択肢についての知識・情報の不足
② ある選択肢に過大・過小な期待をかけている
③ 価値観がはっきりしない
④ 周囲の人の価値観や意見がよくわからない
⑤ ある1つの選択肢に対する周囲のプレッシャーがある
⑥ 自分の選択を聞いてくれたり認めてくれたりする人がいない
⑦ これらの障害を乗り越えるスキルや支援がない

　この七つの中に，自分一人で解決できることがどれほどあるであろうか。大半は，自分の家族や友人，周囲の人や同じ経験者がどのような経験を持ち，それらについてどう思っているのかが解決の参考になる。難しい意思決定ほど支援が必要で，それが得られないと，意思決定そのものをしたくなくなる可能性が強くなる。なかなか周囲に支援者が得られない場合は，意思決定を支援できる専門的な知識や技術を持った人が必要になるであろう。

2. 意思決定の三つのタイプを選ぶ

（1） 意思決定の三つの方法

　意思決定の方法では，その意思決定の主体，すなわち，誰が決めるかによっていくつかに分けることができる。従来は，主として健康や医療における選択では，医師などの専門家が決定することが多かったが，インフォームドコンセントの普及とともに，選択肢についての情報を得ることで，市民や患者が意思決定するという方向へシフトしてきている。

　意思決定の方法は，大きく分けて，次の三つである[2]（図9-1）。

・パターナリズム

　市民や患者に選択肢を選ぶ能力がないという想定で，その機会を与え

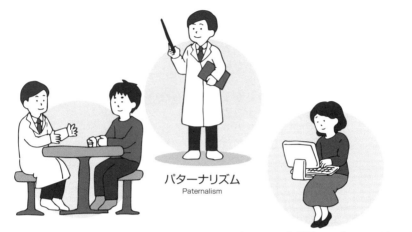

図9-1 意思決定の三つの方法

ず，医師などの専門家が意思決定する。専門家主導の父権主義的な方法で，父親が小さな子供のためによかれと思って子供の好み・意向をあまり聞かずに意思決定することから来ている。専門家による意思決定の結果を話すため，提供する情報は少なくなる。

・シェアードディシジョンメイキング

　医療者と市民や患者が話し合い，協働して一緒に意思決定する方法で，シェアードディシジョンメイキング（Shared Decision Making，以下 SDM と呼ぶ）を行うものである。医療者は，市民や患者が選択肢を比較して，自分の好み・意向と価値観に合った意思決定をするために必要になる，エビデンスに関する情報をできる限り提供しようとするものである。共に持つ情報を共有し，選択肢を選ぶ理由も共有するパートナーとなる。

・インフォームドディシジョンメイキング

　市民や患者が自分でより主体的で自律的に意思決定を行うというもので，インフォームドディシジョンメイキング（Informed Decision Making，以下 IDM と呼ぶ）と呼ばれるものである。医療者と一緒に決めるのではなく，情報源を主治医などに限定せず，多様な医療者の意見や医療者以外からも積極的に幅広く情報を収集する。この方法では，情報を入手・理解・評価・活用する能力としてのヘルスリテラシー[1]が求められる。

　では，日本では，どの意思決定が望まれているのであろうか。日本医師会総合政策研究機構の調査[3]によれば，治療方法の自己決定の意識において「複数の治療方法の説明を聞いた上で，医師と相談しながら自身で決める」という SDM の回答が最も多く，5 割以上を占めている。この割合は，70 歳以上でも同様で，4 割弱となっている。パターナリズムである「すべて医師に任せる」は 2 割弱で，70 歳以上では 3 割ほどである。

　また，日本と米国の大学生を比較した研究では，日本人は IDM を最もよいと評価し，SDM は 2 番目であった[4]。米国人はこれとは逆で，SDM を最もよいと評価し，IDM は 2 番目となっていた。そして，パターナリズムはどちらの国でも 3 番目の評価である。今後もさらに，情報を得た意思決定が望まれる時代になっていくことが予想される。

　そして，健康や医療における意思決定の場面で，このような三つの方法があるという情報が市民や患者に知られているかという問題がある。このような三つの決め方があることも，医療の現場では選択肢として提示されていないのが現状であろう。意思決定の仕方にも選択肢があることを知り，それぞれの長所（利益）と短所（リスク）をまた考えることができる。最初に決め方を選ばないと，どのように決めたらよいかが明確にならないため，意思決定支援のスタートはここにある。

(2) シェアードディシジョンメイキングの方法

実際にSDMは，どのように行うのであろうか。それを行うにあたっては，SDMの根底に，患者個人の自己決定が目標であるという倫理原則があることを知る必要がある[5]。自己決定できることは，人間が生まれ持った性質として幸せなことであるということである。さらに，SDMは，患者と良好な関係を築きながら，患者の自律を支援する。人間が他者との人間関係を持ちながら，相互に依存して生きているため，自己決定できるためには自律を支援することが不可欠であると考える。自己決定と自律の支援を原則とするところが，インフォームドコンセントの概念から拡張している点で，情報を提供しさえすれば，自分の好み・意向にあった意思決定ができるとは考えないということである。

とはいえ，SDMを促進するには，実際のプロセスを明確にする必要がある。それをモデル化した代表的なものにスリートークモデル（Three talk model）がある[5]。表9-2にあげる三つのステップを実行するとされている。

さらに，欧米では，このようなSDMのプロセスをより明確化するために，医療者がそれを実践できているかどうかを測定するツールがいくつも開発され，実際に利用されている[6]。日本では，ようやく日本語版の開発が始まったところである。

3. 意思決定ガイド（ディシジョンエイド）

(1) 意思決定ガイド（ディシジョンエイド）とは

患者の意思決定支援をより効果的なものとするために，欧米では，1990年代から「ディシジョンエイド（decision aids）」が開発されてきている。患者や家族が，治療や検査，ケアや予防方法などを選ぶ意思決定に参加できるように作られたツールで，「意思決定ガイド」とも呼べる。

表9-2 SDMのためのスリートークモデル（Three talk model）

①チームトーク（Team Talk）
　チームトークは，決めなくてはいけない選択肢があること，一緒に話し合って患者の好み・意向にもとづいて決めるための支援をいつでもできることを伝え，それでよいか確認する。決めることに参加したくない，あるいは，良いと思う方法を薦めて欲しいという場合は，自分の意見を聞いてもらってよい決定ができるように手助けしたいこと，その前に選択肢の詳しい説明をして何が重要かを理解してもらいたいことを伝える。

②オプショントーク（Option Talk）
　オプショントークは，選択肢について詳しい情報を提供する。まずは既にある知識の確認をしたのち，図などを使いながら選択肢をリストにして示す。次に，選択肢について，服薬，手術など，具体的な内容を示す。さらに，それぞれが日常の生活にどのような影響を及ぼすのかなど，それぞれの長所（利益）と短所（リスク）について伝える。
　伝わったかどうかの確認として，ティーチバックが推奨される。それは，説明したことを患者の言葉でもう一度説明してもらい，理解されたかどうかをチェックする方法である。

③ディシジョントーク（Decision Talk）
　ディシジョントークは，一番大事にしたいことを明らかにして，ベストの選択肢を選ぶ支援をする。どのアウトカムを大事にして決めたいと思うかを尋ね，選びたい選択肢でよいかを確認していき決定する。必要に応じて，オプショントークに戻る。

それは，パンフレット，ビデオ，ウェブなどで，治療の選択肢について長所と短所の情報を提供し，患者が自分の価値観と一致した選択肢を選べるように支援するものである。決してある特定の選択肢を選ぶように薦めるものではない。また，医療者にとって代わろうとするものではなく，医療者と共に，情報を得て，価値観に基づいて意思決定ができるよ

うにするものである。

（2）意思決定ガイドが必要な理由

　意思決定ガイドが特に必要になるのは，十分に情報がないと決められなかったり，何を大切にするかをじっくりと考えないと答えが出なかったりするような難しい意思決定である。難しい意思決定とは，人によって評価が異なる特徴を持つ選択肢がある意思決定のことである。選択肢の科学的なエビデンスが必ずしも十分でない場合もあるため，最善の選択は，各選択肢の長所と短所に加えて，科学的な不確実性を前にして何を大切にするかにかかっている。意思決定ガイドの目的は，意思決定の質を向上させることであり，それは，十分に情報を得た上で，どの程度，自分の価値観と一致した意思決定ができるかである。

　さらに，意思決定ガイドが必要な理由には，選択肢をよく比較し，自分の価値観に合ったものを選びたいときに，診療場面だけでは時間が足りないということがある。家族や友人とも情報を共有してじっくりと相談したいし，情報や価値観の確認のために他の経験者がどのように意思決定しているのかも確認したいものである。

　また，意思決定を支援する医療者によって選択に偏りがないということも重要である。ある医療者の支援では手術になりやすいとか，ある薬の服薬が多くなるということでは，患者中心とは言えない。医療者も気がつかないうちにある選択肢に誘導している可能性もある。たとえ，また同じ意思決定の機会があっても，同じ選択肢を選ぶだろうという確信や納得感を持つことが大きな目的である。どれを選んでも嫌なことがあれば，やはり別の選択肢のほうがよかったかもしれないと後悔の念が生じることもあるであろう。しかし，選び方までも後悔するような二重の後悔は避けたいということである。

（3）海外での意思決定ガイド（ディシジョンエイド）の開発

　意思決定ガイドの最も中心となる部分は，利用可能な選択肢を並べて，それぞれの長所と短所を比較する一覧表である。従来のように，選択肢の特徴を口頭や文章で順番に説明する形では，どこがどう違うのかの比較がしにくい。パソコンや家電などのメーカーのサイトや比較サイトで，一覧表が必ず用意されているのは比較して選びやすいからである。

　そして次に，それぞれの選択肢の価値観を明確にしていく。代表的な方法は，長所と短所の重要性をそれぞれ5～7段階などで評価するものである。すべてを大事としてしまっては，選択肢を選ぶことができないため，何を優先するかの価値観が問われる。こちらの長所よりあちらの短所のほうが問題だなどと優先度を付けることで，価値観をより明確にして，選ぶことを支援する。

　表9-3にあげるのは，代表的な意思決定ガイドの1つであるオタワ意思決定ガイドの中心的な部分になる表である[7]。

表9-3　オタワ意思決定ガイドの選択肢の一覧表

選択肢	長所	重要性 ★から★★★ ★★までで付 ける	短所	重要性 ★から★★★ ★★までで付 ける
選択肢1		☆☆☆☆☆ ☆☆☆☆☆		☆☆☆☆☆ ☆☆☆☆☆
選択肢2		☆☆☆☆☆ ☆☆☆☆☆		☆☆☆☆☆ ☆☆☆☆☆
選択肢3		☆☆☆☆☆ ☆☆☆☆☆		☆☆☆☆☆ ☆☆☆☆☆

選択肢の欄には，利用可能な選択肢をリストアップして，それぞれの長所と短所についてのエビデンスを書き入れ，それぞれについてどのくらい重要であるかを星の数で重みづけするものである。星が多いほど大事であると考えるもので，星の数を同じにすると選ぶのが難しくなるのが特徴である。

オタワ意思決定ガイドは，オタワ意思決定支援フレームワークと呼ばれる理論的な枠組みに従って作成されている。そこでは，価値観の明確化が大きなポイントとなる。意思決定に影響を与える要因として価値観があげられ，意思決定支援においては価値観の明確化が支援され，最終的に価値観に基づいて意思決定ができたかが問われる。

これらの理論的な背景には，期待価値理論がある。それは人間の行動は，それによって目標とする結果がどのくらい期待できて，目標にどのくらいの価値があるかで決定するというものである。治療法の選択でいえば，どの治療にどのような長所と短所があると期待されるか，そしてそれぞれがどれほどの価値があるか考えて決めるということである。エビデンスとして結果がどのくらい期待できるかだけでなく，それらへの価値観が必要ということであり，これはエビデンスに基づく医療（EBM）の考え方とも一致している。

オタワ意思決定ガイドは，どのような選択肢にも使えるために汎用性は高い。しかし，この理論的枠組みを用いて，具体的な治療法などの選択肢や長所と短所をあらかじめ埋めて作成した具体的な意思決定別の意思決定ガイドが多く作成されている。

オタワ意思決定ガイドを開発し，世界で中心的に意思決定支援に取り組んでいるカナダのオタワ病院研究所（Ottawa Hospital Research Institute）のサイト[8]では，具体的な治療や検査などについて何百種類以上の意思決定ガイドを見ることができる。

（4）意思決定ガイド（ディシジョンエイド）の効果

意思決定ガイドの目的は，選択肢の情報を十分得て，価値観に合ったものを選ぶことであるが，その効果はどのように測定されているのであろうか。それには，通常の意思決定ガイドを使わないケアと比べて，表9-4にあげたような効果があるとされている[9]。

表9-4　ディシジョンエイドの効果

- 知識が向上する
- 確率を示してある場合，正確にリスクを認識しやすい
- 情報が足りない，価値観がはっきりしないなどの葛藤が少ない
- 意思決定で受け身になりにくい
- 決められない人が少ない
- 医師と患者のコミュニケーションが向上する
- 意思決定やそのプロセスに満足しやすい

ここでは，専門家とのコミュニケーションも含まれている。コミュニケーションという言葉は，「情報を伝える」という意味で使われがちであるが，本来は「共通項」をつくることである。双方向的なもので，情報交換により，「情報を共有する」ことを意味する。専門家が考えているような内容と同内容の情報が共有されて初めてコミュニケーションが成立したと言える。

意思決定ガイドによる介入の効果を測るため，その評価によく用いられるのは，意思決定葛藤尺度（Decision conflict scale, DCS）である[10]。表9-5に示す16項目からなる尺度であり，それぞれについて「とてもそう思う」から「全くそう思わない」の五つの選択肢で回答するもので「そう思う」と肯定するものが多いほど葛藤が少ないと考える。オタワ意思決定支援フレームワークに沿って作成されたもので，選

表9-5 意思決定葛藤尺度

選択肢の情報
- 私にとってどの選択肢が利用可能であるか知っている
- 各選択肢の有益性を知っている
- 各選択肢の危険性と副作用を知っている

価値観の明確化
- どの有益性が自分にとって最も重要であるのかはっきりしている
- どの危険性と副作用が自分にとって最も重要であるのかはっきりしている
- 有益性，危険性と副作用のどれがより重要であるかはっきりしている

サポート
- 選択をするための十分な支援を他者から受けている
- 他者からの圧力を受けることなく選択している
- 選択をするための十分な助言を得ている

選択への確信
- どの選択肢が自分にとって最良であるのかはっきりしている
- 何を選択すべきかについて自信がある
- この決定をするのは，私にとっては容易である

満足度
- 十分な情報を得て選択をしたと感じている
- 私の決定は自分にとって何が重要かを示している
- 私の決定は変わることはないと思う
- 自分の決定に満足している

択肢の情報だけでなく，価値観の明確化，サポート，選択への確信，満足度が柱となっている。

（5）意思決定ガイド作成の国際基準

　意思決定支援における医療者の中立性と同様に，意思決定ガイドの作成においてもそれは求められる。作成者によって選択肢の選ばれやすさに違いが出ないこと，誰もが中立的な立場から患者中心に支援することが求められている。そのため2003年から世界の研究者らが国際基準IPDAS（International Patient Decision Aids Standards）の作成を進めている。

　意思決定ガイドの作成においては，当事者である患者やその家族，医療者，関連する専門家が参加することが重要とされている。そして，参加者らの手で試作品を作成していくわけだが，そのとき，どのような内容を入れ込むかについて，どのようにリストアップしたのか，それぞれを検討する中で何を選んでいってできあがったのかを明確にすることが重要だとされている。そのときには，意思決定ガイドが患者や医療者にどのように活用されることを想定しているかが明らかになっていることが望ましい。

　国際基準IPDASは最新バージョンでは44項目からなる基準を作成

表9-6　国際基準IPDASにおける資格基準

- 決定を必要とする健康状態や健康問題（治療，手術または検査）について記述している。
- 考慮すべき決定について明確に記述している。
- 決定のために利用可能な選択肢を記述している。
- それぞれの選択肢のポジティブな特徴（利益，長所）を記述している。
- それぞれの選択肢のネガティブな特徴（害，副作用，短所）を記述している。
- 選択肢の結果として経験することがどのようなものか記述している。（例．身体的，心理的，社会的）

している。中でも意思決定ガイド（ディシジョンエイド）と呼べるかどうかの資格基準である6項目は表9-6の通りである。利用可能な選択肢をあげて，ポジティブな特徴とネガティブな特徴をあげ，さらに選んだ結果としてどのような経験をするのかについて，身体的，心理的，社会的に記述することが求められている。日本語版が開発されていて『健康を決める力』のサイト[11]では全項目を見ることができる。

（6）日本における意思決定ガイドの開発

汎用性の高いオタワ意思決定ガイドについては，すでに日本語版が開発されているため，広く利用が可能である。しかし，特定の治療やケアなどの意思決定ガイドで，国際基準 IPDAS の要件に配慮し，日本で開発されたものは，まだ少数しかない。筆者が関わったものでは，胃ろうの造設[12]，乳がんの術式選択[13]を対象としたものなどがある。

意思決定ガイドの研究は日本でも開始されたばかりである。これらの研究の普及とともに，情報に基づいて意思決定できる力であるヘルスリテラシーの向上を支援したいと願っている。

引用文献

1) 中山和弘：ヘルスリテラシーとは．福田洋，江口泰正編『ヘルスリテラシー：健康教育の新しいキーワード』，大修館書店，2016.
2) 中山和弘：医療における意思決定支援とは何か．中山和弘，岩本貴編『患者中心の意思決定支援』中央法規，11-49，2011.
3) 日本医師会総合政策研究機構「第5回日本の医療に関する意識調査」『日医総研ワーキングペーパー』，2014.
4) Alden DL, et al. Young adult preferences for physician decision–making style in Japan and the United States. Asia–Pacific J of Public Health, 24(1)：173-184, 2012.

5）中山和弘，松藤凡：Shared decision making. 小児外科, 49, 350-352, 2017.
6）NHS. Measuring Shared Decision Making. A review of research evidence. A report for the Shared Decision Making programme. 2012.
7）有森直子：意思決定支援―自分で決めた生き方を実践するために―.
http://narimori2.jpn.org/decisionaid/public/01/
8）Ottawa Hospital Research Institute：Patient Decision Aids.
https://decisionaid.ohri.ca/
9）中山和弘，大坂和可子：意思決定支援ツール（ディシジョンエイド）の作成・活用．中山健夫編『これから始める！シェアード・ディシジョンメイキング新しい医療のコミュニケーション』，日本医事新報社, 2017.
10）東京薬科大学薬学部医療実務薬学教室：Decisional Conflict Scale について．
https://www.ps.toyaku.ac.jp/jitsumuyakugaku/publications
11）大坂和可子，中山和弘：質の高い意思決定ガイドのための国際基準．『健康を決める力』http://www.healthliteracy.jp/kanja/ipdas.html
12）倉岡有美子：胃ろうの意思決定支援サイト．http://irouishikettei.jp/
13）大坂和可子，中山和弘：乳がん手術方法の意思決定ガイド「自分らしく"決める"ガイド（乳がん手術方法編）」『健康を決める力』
http://www.healthliteracy.jp/kanja/nyugan.html

参考文献・サイト

1．中山和弘ら：『健康を決める力』http://www.healthliteracy.jp/
2．中山和弘，岩本貴編：『患者中心の意思決定支援』中央法規, 11-49, 2011.
3．中山健夫編『これから始める！シェアード・ディシジョンメイキング新しい医療のコミュニケーション』，日本医事新報社, 2017.

学習課題

1. よりよい意思決定の方法について，具体例をあげて考えてみよう。
2. シェアードディシジョンメイキングの長所と短所についてあげてみよう。
3. 関心のある健康課題の意思決定のためにどのような意思決定ガイドがあるとよいか考えてみよう。

10 | 家族関係・家族の習慣

佐藤　みほ

《学習のポイント》 人と人との関係性は健康にとって重要な役割を果たす。その基礎にあるのが家庭・家族における関係性である。家族における関係性はどのようにとらえることができるのか，そしてそれがどのように健康と関連するのかについて解説する。また，家族の習慣形成が健康につながるという家族の習慣理論についても説明する。
《キーワード》 家族環境，家族関係，家族円環モデル，家族の習慣，永続感

1．家族とは

　私たちが生活する社会において，人と人との間柄や親密度，家族や友人・同僚などの他者への愛着は，人間の身体的健康や精神的健康に強く影響する。そのため，人間関係は人々の健康に重要な役割を果たすとされている。中でも，人間社会の基本的単位集団であり，人々にとって最も身近な人間関係である家族は，個人の健康に大きく影響するものとして注目を集めている。

（1）家族とは何か
　家族は人間にとって最小単位の社会である。また，人間が生まれて初めて遭遇する社会でもあり，対人関係でもある。子どもは最初に家庭で人との交流を経験し，家族と関わり合いながら生活習慣を身につけ，社会性を育んでいく。子どもに限らず家族を構成する家族成員個々も，家

族成員同士の関係性による影響を受けながら生活を送っている。

　そもそも家族とは何であろうか。この問いに対しては，古くから家族をテーマにした研究を行っている研究者らが議論を重ねているが，見解は一致していない。

　1926年に社会学者バージェス（Burgess, A）は，家族を「相互作用しあう複数のパーソナリティの結合体」と定義した[1]。加えて，家族は単に血縁関係にある者同士の集団という制度的なものではなく，家族を構成する者同士の情緒的交流を含む相互作用から成り立つと主張した[1]。また，フリードマン（Friedman, M）は家族とは「絆を共有し，情緒的な親密さによって互いに結びついた，しかも，家族であると自覚している，2人以上の成員である」と定義している[2]。

　日本でも家族の定義については繰り返し検討されている。今日最もよく知られている定義は，社会学者森岡による「家族とは夫婦・親子・きょうだいなど少数の近親者を主要な構成員とし，成員相互の深い感情的係わりあいで結ばれた，第1次的な福祉志向の集団である」である[3]。

　家族は，歴史や社会，文化に大きく依存するため，普遍的な定義を定めるのは困難である。だが，現在までに発表されてきた家族の定義の大部分が，家族の構成員同士の情緒的なつながりが家族を成り立たせる上で重要な要件となるという視点に基づいている。

　人々は誰もが家族に所属しており，多くの人が日々何らかの形で家族と関わり合いながら生活を送っている。したがって，人間の健康状態を捉えるとき，個々人に目を向けるだけでなく，家族全体に対しても目を向けることが大切である。こうしたことを踏まえ，心理学では個人の問題行動や心理面の諸問題について，家族関係や家族機能に焦点をあててアプローチする家族心理学の視点が積極的に用いられている。看護の領

域でも，健康上の問題を抱える個人だけでなく，家族に対しても援助を提供するという家族看護学の考え方が盛んに用いられている。

（2）家族関係がもたらす影響

　2011年に発生した東日本大震災を機に，家族のきずなが再認識され，家族のきずなが人々にとってどれほど大切かを話題にしたテレビ番組や雑誌記事，書籍等を目にすることが増えた。この傾向はデータにも表れている。2012年の世論調査では，東日本大震災後に強く意識するようになったこととして67.2%の人々が，「家族や親戚とのつながりを大切に思う」を挙げていた[4]。また，国土交通省が行った2012年実施の国民意識調査では，39.9%の人々が東日本大震災を機に「家族のきずなの大切さ」について考え方の変化を実感したと答えていた[5]。

　このように未曾有の自然災害を体験し，大多数の日本人が家族のきずな，近親者とのつながりを大切に思うようになった背景には，大きな恐怖や不安に直面したときに，家族という自分にとって最も身近な者同士で支え合い，励まし合えることの心強さ，そのような存在がいることのありがたみを実感したことが影響しているのではないだろうか。このような現象は東日本大震災に限らず，阪神淡路大震災発生時にも見られていた。また海外でも，同様のことが報告されている。例えば，2004年にスマトラ沖地震が発生した際に，大規模な津波がインド洋に面する国々，島々を襲った。この津波の被害を受けた人々の多くが，精神的健康に深刻な影響を受け，重度の不調に悩まされた。だが家族関係が良好であった人は，長い期間苦しむような精神的健康の不調が見られない傾向にあった。さらに，津波という自分の身を脅かすような自然災害の体験を糧にした，心理面での成長が見られていることがわかった。

　家族のきずなが人々の身体面や心理面に作用するのは，生命に関わる

自然災害発生時に限ったことではない。家族成員の誰かが重い病気になったり，子どもが学校生活に馴染めず不登校になったりなど，家族が強いストレスを感じる問題に直面したときにも，家族のきずなは心身を守る役割を果たす。よって，人間の健康にとって家族の関係性は無視することのできないものなのである。では家族の関係性はどのようにして，家族成員個々の心身健康に影響しているのだろうか。

　家族のつながりが強いことで，自分の生活の基盤には自分を支えてくれる人がいる，絶対的に信頼できる人がいる，心の拠り所となる人がいるなどの安心感が働き，家族成員の心理面が安定する。また，家族成員に互いに支え合おうという気持ちが育まれるため，家族成員間でのサポートのやりとりが起こる。辛いことや悲しいことが起きたときや，困りごとを抱えているときは，家族内で話を聴いたり，共感したり，相談に応じたりなどの心理面へのサポートが行われる。あるいは，問題を解決するために具体的にアドバイスしたり，援助の手を差し伸べたりなど直接的な手助けとなるサポートが行われる。こうしたサポートが家庭内にあることで，家族成員は辛さや悲しみから次第に解放されていくし，困りごとが解決して晴れ晴れとした気持ちになるだろう。家族のつながりとは，個々人の心の支えであり，サポートであり，外部からのストレッサーや危機的な出来事から家族成員の身体的，精神的健康を守ってくれるものなのである。だが，家族のつながりが極端に強くなると，家族成員同士がお互いを自分の分身であるかのように認識してしまいかねない。そのような状態になると，家族成員個々が自律的に行動できなくなる恐れがあり，家族成員には心理的にも社会的にも望ましくない影響が及ぶこととなる。そのため家族のつながりは強すぎず，弱すぎず，「ほどよさ」が必要である。

　ここでは家族の関係性として，主に家族のきずな・つながりについて

述べたが，家庭内に秩序がどの程度あるか，家族成員間でどの程度意見や感情の表出ができるかなど，他にもさまざまな側面から家族の関係性を捉えることができる。次の項では，家族関係の捉え方について概観していきたい。

2．システムとして機能する家族

（1）家族システム

家族を家族成員同士が相互作用関係にある一つのまとまりを持ったシステムとみなす理論を家族システム論という。家族システムの中には，夫婦関係や親子関係，きょうだい関係というサブシステムが存在する。家族システム論では，家族成員の誰かによる行動は家族全体に影響し，サブシステム内の関係性も家族全体に影響すると考えられている。

例えば，家族成員の一人が深刻な疾患で入院した場合，患者本人だけでなく他の家族成員らも，不安や落ち込みなどの精神的な衝撃を受けることとなる。それ以外にも，患者の身の回りの世話，家庭内の役割の変化，経済的負担など家族全体に及ぶ影響は幅広い。

また家族システムの状態から，家族成員各々に影響が及ぶこともある。家族成員同士の関係性が良好であれば，子どもが学校生活で深刻な悩みを抱えていたとしても，両親やきょうだいにサポートやアドバイスを求めて相談し，成功裏に乗り越えることができ，結果として心理面に重大な影響が及ばずに済むであろう。

このように家族成員の誰かに健康上の変化が起こると，その影響は家族システム全体に広がり，他の家族成員の健康にも影響していく。反対に，家族システムの機能状況が家族成員個々の健康を左右する可能性もある。よって，人々の心身健康状態を考えるときは，その人自身だけでなく，家族全体にアプローチすることが重要となる。

（2）家族システムを評価する家族円環モデル

　オルソン（Olson, H）ら[6],[7]による家族円環モデルは，家族全体を一つの有機的なシステムと捉え，家族成員間の関係性に基づき家族システムの機能を評価する理論である。家族システムの機能とは，「凝集性」と「適応性」の互いに独立した2次元と，両者を促す働きを持つ「コミュニケーション」の次元から構成される。「凝集性」とは，家族成員がお互いに持っている情緒的なつながりであり，本章の1（2）で述べた家族のつながりと同様のことを表すものである。家族のつながりが強すぎず，弱すぎず，ほどよいものが望ましいのと同じように，「凝集性」も極端な状態は好ましくなく，「ほどよさ」が重要とされている。「適応性」とは，家族のパワーバランスや役割関係，関係性のルールの変化の柔軟性を意味する。誰か家族が危機的な状況に遭遇したとき，家族の関係性はその問題解決に立ち向かうのに最もふさわしい在り方に変化する。問題の内容や大きさに応じて，家族内の個々の役割や家族で決めているルールを臨機応変かつ柔軟に変えることで，家族が経験する困難を最小限に留めながら問題を乗り越えることができる。同時に，危機的な状況が家族成員の身体的，心理的健康に与える影響も和らげられよう。しかし，適応性が極端に高いと，家族の秩序すら失われてしまう可能性があり，問題解決に至らないどころか，さらなる問題を引き起こすことが懸念される。一方で適応性が低い場合は，生じている問題に合わせて家族の役割やルールを変化させることができず，問題への対応も解決もできなくなってしまう。そのため，適応性も高すぎず，低すぎず，「ほどよい状態であること」が重要となる。

　最後に，「コミュニケーション」の次元だが，これは家族内のコミュニケーションスキルを意味する。この次元は，凝集性と適応性に働きかける次元であるため，円環モデルには表されていない。「コミュニケー

ション」にはポジティブなものとネガティブなものがある。ポジティブなコミュニケーションは，相手に共感するような発言や，相手を支持するような発言であり，効果的に問題を解決する力が含まれる。またこのコミュニケーションは，その時々の状況に応じて凝集性・適応性を変化させる力を持つ。その一方で，ネガティブなコミュニケーションは相手への共感や相手を支持する気持ちに欠けた発言であり，問題を解決に導く力は乏しい。このコミュニケーションは，状況に応じた凝集性・適応性の変化の促進を妨げてしまう。

円環モデルでは，家族関係の機能について，凝集性と適応性それぞれ別々に評価するのではなく，両者のバランスに注目している。どちらか一方の次元が極端に低いあるいは高い場合や，両次元ともに極端な状態である場合は，家族システムはうまく働かず，家族には問題が生じやすいと想定されている。両次元が中間レベルに近いほど家族システムは機能的に働くため，家族に問題が起こりにくい。

だが必ずしも常に家族の関係性が中庸にあることで，家族システムの機能がうまく働くわけではない。阪神淡路大震災の被災者に関する例を見てみよう。阪神淡路大震災の被災者の家族システムについて調査した結果，震災直後には家族の凝集性が高く，両親がリーダーシップを発揮している家庭ほど，ストレス反応は低かった[8]。だが，震災から半年後は，家族の凝集性も適応性も中間レベルに近い家庭であるほど，ストレス反応は低いという状況であった[8]。つまり，家族の凝集性と適応性が中間レベルに近いほど家族システムの機能が健全と言えるのは，平常時についてである。震災のような危機的な状況に直面したときは，必要に応じて家族の関係性のバランスが極端なものへと変容し，家族は問題に対処していくと考えられる。

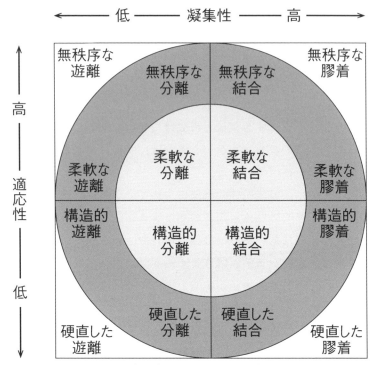

図10-1　家族円環モデル（Olson et al., 1983）

（3）家族環境尺度による家族機能の評価

　家族円環モデルのほかに，家族の関係性から家族システムの機能を評価する方法として，ムース（Moos, R）らによる家族環境尺度がある[9]。この尺度では，家族を家族成員個々にとっての環境と位置づけ，家族成員が家族をどのような心理・社会的環境として認知，評価しているかを測定している。ムースらは家族という心理・社会的環境は大きく分けると，関係性次元（凝集性，表出性，葛藤性），人間的成長次元（独立性，達成志向性，知的文化的志向性，活動娯楽志向性，道徳宗教

性），システム維持次元（組織性，統制性）の三つの次元から成り立つとした。このうち，関係性次元は家族円環モデルの凝集性次元に類似するものであり，システム維持次元は適応性次元に類似する。人間的成長次元は，自己目標を設定しそれを達成しようとする思いや姿勢，個人の自律性や道徳観念，社交性，家族で知的活動を行う雰囲気を育む特性を表す。家族環境は，個々人の社会性やパーソナリティなどの発達を後押しする環境要因の一つでもある。子どもの道徳観や倫理観，豊かな情操，知的好奇心を養うこと，自分で決めたことを最後までやり抜く力を育むこと，子どもの社会的な発達を支えることも家庭に求められる役割の一部とされている。そのため，家族システムの健全性を評価する際に，家庭内での人間的成長を促す特性が備わっているかに目を向けることは重要である。

　研究者により家族システムの見方に違いはあるが，家族成員間の関係性を適切に維持するために家族のルールや責任をどのように，またどの程度適用しているのかが，家族システムの健全性に関連することに着眼している点は共通している。

　以下では，個々人の身体的，精神的健康を左右する家族システムの機能をより健全な方向へと導く因子に着眼していきたい。

《コラム10：　家族システムは家族を危機から守る》

　家族の関係性が家族にどのように機能するのか，小学校低学年の子どもと幼稚園児を持つ，30代半ばの母親Aさん（専業主婦）が末期がんと宣告されたケースを通して考えてみよう。

　家族の一員がある日突然，末期がんと告げられたときの衝撃は，患者であるAさん本人はもちろんのこと家族成員全員にとって筆舌に尽くし難い。Aさんを含め家族全員が，予期していなかった状況に落ち込み，今後への不安を抱え，悲しみに暮れることになろう。また，突如このような危機が自分たちの生

活に降り掛かり，事態を咀嚼できずに戸惑いを覚えたり，困惑したり，苦悩したりなど心理面への負担は計りしれない。

　同時に，家族はAさんの入院治療に伴うさまざまな問題にも直面することとなる。これまでAさんが家庭で担ってきた，幼稚園や習い事の送り迎え，日々のお弁当や食事の準備などの役割を，父親が代わりに全てこなすことができるのか。入院中のAさんの身の回りの世話は誰が行うのか。幼稚園や学校から帰ってきた子どもの面倒は誰が見るのか。入院や治療にかかる費用は工面できるのか。Aさんの入院により，家庭内の生活が大きく変わることを子どもたちにどのように説明するのか。ほかにもAさんの家庭ならではの課題が多く発生し，家族はまさに危機的な状況に瀕することとなる。

　Aさんの入院治療を支え，その間の家庭生活を少しでも円滑に営むことができるようにするためには，心理面に数々の大きな負担を抱えながらも，このような課題にうまく対処していくことが必要である。この時，家族システムの機能状況，つまり家族の関係性が大きく関わってくる。

　家族が団結し，皆で協力し合い，この状況を乗り越えていこうという意識が高く，家族生活の変化に柔軟に対応していこうとする力が大きいと，この家族の危機を回避することができる。きずなが強く，お互いを労り合い，助け合うことができる家族であれば，家族成員同士が精神的な支えとなる。また，家族の役割やルールの変更について柔軟に対処することができる家庭であれば，Aさんの入院により生じた課題で家族が立ち往生することもなく，変化した家庭生活への適応も比較的順調に進むであろう。その結果，Aさんの家族は急な家庭生活の変化により感じるストレスや精神的な負担感は減り，ストレスから身体面に不調が生じることも防ぐことができる。だがもし，家族の関係性がうまく機能せず，数々の課題に対応できなければ，どうなるであろうか。変化した家族生活をどうにか運営させようとするうちに，疲労が溜まり，精神的負担を背負い込み，体調も崩し，家族とAさんが共倒れ状態となり，家族崩壊にも陥りかねない。家族システムは私たちの健康を保護する役割を持っている一方で，時に凶器にもなりかねないものでもある。

　そのような家族の関係性を機能させるために，家族間のコミュニケーションが鍵となる。いまある状況にどのように立ち向かっていくか，どのような工夫をしていけばいいのかを家族間できちんと話し合うことが重要であろう。何か

> 負担を感じたら，抱え込むことなく家族に相談することで，家族関係に不協和音が生じることも避けられる。また，Aさんの家族は子どもがまだ小さいため，祖父母などの親族からのサポートが不可欠となろう。そのため，親族とのコミュニケーションも，家族が置かれている危機を乗り越えるために重要なのである。
> 　「家族のきずなを大切に」「家族のコミュニケーションを豊かに」
> 　普段何気なく言われていることが，私たちを守る因子を生み出す手立てにつながるのだ。さらに，状況に合わせた対処ができる柔軟な力を持っていることで，家族成員の健康を守る力をバランスよく兼ね備えることとなる。

3. 人々の健康を守る家族の習慣

(1) 家族の習慣とは何か

　家族の習慣とは「日々の家庭生活において，2人以上の家族成員が参加する予測できる規則性を持つ，観察可能な反復性の行動」を意味する[10),11)]。家族の習慣が形成されている家庭ほど，また家庭内でその習慣を重要視しているほど，家族成員同士のつながりや家族生活の安定性，構造化が促される。家族の習慣は，家族システムの機能に大きな役割を果たす因子として注目されている。

　家族の習慣の特徴は，主に次の3点が挙げられる。第一に，家族の習慣には個々の家族生活の特徴や有り様が反映されており，習慣が形成された背景や習慣を実施する頻度は家族によりさまざまである。そのため，家族の習慣が繰り返し行われることは，家族の伝統や価値観が維持・継承されることにつながる。第二に，家族の習慣は家庭生活上のルールや決まりごとにもなりかわる。家族で決めた習慣やルールを家族成員がしっかり守るようになることで，家族成員間にはより一層の信頼関係が育まれる。また，ルールや決まりごとは家族生活の枠組みとな

り，家庭内の秩序を保つツールともなる。その結果，家族の習慣が家族の日常生活の構造化，体系化を促す。第三に，習慣が存在していることにより，家族のまとまりや家族そろって何かを行うということにつながる。家族皆で何かを行うということを繰り返すことで，家族のつながりが育まれることになる。また，家族が共有する習慣が行われているほど，家族が一緒に過ごす時間や家族成員間の会話が増えるため，家族成員同士がより親密になり，家族関係は良好となる。

　こうした特徴を備えた家族の習慣を持っていることで，思春期の子どもが薬物使用や喫煙，飲酒などの問題行動を起こすことを防ぐ，移民家族が新しい国や文化に適応し健康的に暮らすことを促すといった効果があるとされている。

（2）家族の習慣に関する理論が生み出された背景

　家族で共有している習慣や家族行事が，家族のきずなを強めること，家族生活の営みを構造化し安定性をもたらすことについては，1940年代より研究が重ねられてきた。1970年代後半にアメリカの小児科医ボイス（Boyce, T）らは，心因性の呼吸器疾患を持つ子どもらの症状の重症度には，家族生活の安定性や家族システムの機能の健全性が影響する可能性があることを明らかにした。そこで，呼吸器疾患の症状が軽い子どもの家庭を調査し，規則性のある習慣を家族で共有しているという特徴があることを示した[10]。

　呼吸器疾患の療養には，定期的な服薬行動や規則正しく健康的な生活習慣の確立が求められる。そのため，家族全体でルールを作り，生活の安定化・構造化に取り組んでいく必要がある。また，家族関係の質が健全であることが，家族全体で家族成員が抱えている問題に取り組もうという力につながる。このことから，規則性を持つ家族の習慣を行ってい

ることが，疾患を持つ家族成員の健康状態を守ると考えられた。

　加えて，家族の習慣が備わっていることが，日常生活の安定性や永続性を維持しようとする力となる，あるいは，家族で共に家族の習慣を行うことで家族成員間に情緒的なつながりを育み，互いにサポートし合おうという雰囲気を醸成する。よって，家族に何らかのストレッサーが降り掛かった場合に，家族の習慣は家族成員個々の心身健康を守る重要な家庭環境要因となるのである。

4．家族の習慣はどのように作用するのか

　家族の習慣に内在している機能は大きく二つに分けられる。一点目が，家族の習慣が持つ規則性により育まれる永続感，予測可能感である。二点目が，家族の習慣を家族全体で共有し，行動を共にすることにより，家族のつながりが強くなるという点である。

（1）家族の習慣が育む永続感と予測可能感
１）永続感

　家族など，周囲にいる重要な人々との間に形成される安定した対人関係や，安定した日々の家庭生活を通して，人々は日常生活には連続性や

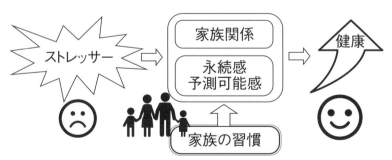

図10-2　ストレッサーと健康との関連に対する家族の習慣の作用

永続性があると認識する。この認識をボイスらは「永続感」と名づけた[12]。永続感は，自分を取り巻く世界はいつまでもずっと変わらず存在し続けるという感覚であり，人々の情緒面を安定させる。永続感は，日々の一貫性や安定した行動様式，信頼できる揺るぎない人間関係から育まれ，家族の存在や家族の習慣は形成要因の一つとなっている。

家庭生活にストレスフルな出来事が起こると，それまで認識されていた日常の家庭生活の連続性や永続性が途切れる可能性が高くなるため，家族成員の永続感は脅かされる。だがそうした状況でも，家族の習慣が形成・定着していると，安定して規則的に繰り返される日常生活の一部を実感することができる。その実感を通して，ストレスフルな出来事による永続感へのネガティブな影響は緩和されるのである。

2）予測可能感

家族の習慣は1日や1週間，1か月を単位として繰り返し行われる行動であるため，家族の習慣が形成・定着していると家庭生活には一貫性や安定性が備わる。さらにそうした家庭では，日常の家庭生活にいつ何が起こるか予測可能なため，家族成員には予測可能感が形成されるとしている[10]。予測可能感とは，この先何が起こるかある程度予測できるという感覚を意味する。予測可能感が備わっていると，先の見通しをつけることができる，あるいは何か困難なことが生じてもその対処方法がわかるため，情緒的に安定した状態でいられる。

だが家族の習慣が崩れると，家庭生活の予測可能性や安定性が脅かされ，不安定で混沌とし，家族成員には自分の力では生活がコントロール不能であるという感覚を持つため，不安や抑うつを抱えやすくなるのである。

（2）家族の習慣がもたらす家族のつながり

　家族成員同士で行動を共にすることは，家族成員一人一人が「自分はこの家族の一員である」という感覚を強め，家族成員各々には家族アイデンティティや家族としての一体感が生まれる。また，家族が一緒に行動することにより，家族成員間での対人的相互作用が生じる。家族の習慣はこうしたことの規則的な繰り返しであり，この繰り返しを通じて，家族成員各々の家族アイデンティティや家族としての一体感が強められていく。

　家族の習慣を共有することで，家族が一緒にいる時間が増え，コミュニケーションを取る機会が増えることにもなる。例えば，家族の習慣として団らんの場を持つことで，家族が集まり，自然に会話が始まり，家族が相談したり，励まし合ったりする環境が生まれることになろう。家族の習慣を通して，家族が互いに安心できる，信頼できる存在という感覚が高まり，お互いに理解し合い，相談し合い，サポートし合う関係性が育まれることも期待される。このように，家族の習慣を通したコミュニケーションにより，家族のつながりが強まり，家族成員間には良好な関係性が育まれるのである。

　以上から，家族の習慣は家族成員間の情緒的きずなを強める作用を持つことがわかる。さらに，仲の良い家族は一緒に行動することも多く，共有する家族の習慣の実施頻度も増えていき，どんどん家族のつながりは強まっていくことが考えられる。このように家族の習慣を通じて，家族成員間のつながりが強まり，ひいては家族の心身健康が守られることにもなるのである。

5. 家族の習慣の形成度を測定する用具
　　－Family Routines Inventory

　家族の習慣の形成度を評価する尺度として，Family Routines Inventory（以下 FRI）が 1977 年に作成された[10]。この尺度を用いた研究で，家族の習慣が存在していると，日常生活でストレスフルな出来事が起きても，子どもの呼吸器疾患の症状の重症度が和らぐことが実証された。尺度はその後改良が重ねられ，1983 年に 28 項目から構成される FRI が完成した。

　FRI を構成する 28 項目の習慣は，習慣が行われる場面や内容に基づき，10 種類（平日の日課，週末と休日の日課，子どもの日課，両親の日課，就寝，食事，親族，外出と帰宅，しつけ，手伝い）に分類される。

　家族の習慣の形成・定着の程度には，①家族成員が習慣をどの程度規則的に行っているか，②家族成員が習慣をどの程度自分の生活の一部として受け入れ，重要視しているか，という二つの要素が重要である。そのため FRI では，家庭内で繰り返し行われている習慣の形成・定着度，家庭における各習慣の重要度を評価している。

　2007 年に，ジェンセン（Jensen, W）らによる FRI は日本語に翻訳され，日本語版 Family Routines Inventory（日本語版 FRI）が作成さ

表 10-1　日本語版 Family Routines Inventory の項目

1	親は 1 日を始めるにあたり，決まって行うことがある （例　身じたく，朝食の準備，家族を起こすなど）
2	家族は平日一緒に，夕食または朝食を食べている
3	子どもは家事を手伝っている
4	子どもは朝起きると，決まって同じことを行っている （例　歯磨き，洗顔，身じたくなど）
5	親は子どもと会話する時間を 1 日のどこかに設けている

6	親と子どもは，1日のどこかで一緒に遊んでいる
7	子どもは，ほぼ同じ時間に寝ている
8	家族の誰かが外出するときや帰宅したとき，お互いに確認し合っている
9	仕事をしている親は，ほぼ同じ時間に帰宅している
10	親子は一緒に外出をしている（例　買い物，散歩など）
11	家族には，仕事をしている親を出迎えるとき，決まって行うことがある（例　玄関へのお出迎え，お帰りなさいと声をかけるなど）
12	子どもは，定期的な活動に参加している（例　塾，ピアノ，水泳，そろばんなど）
13	親は，子どもに本を読んであげたりお話をしてあげたりしている
14	仕事をしている親は帰宅後，子どもと遊ぶ時間を設けている
15	子どもには寝るときに決まって行ったり，ねだったりすることがある（例　お話，おやすみのあいさつ，水を飲むなど）
16	家族はほぼ同じ時間に夕食を食べている
17	家族には夜，静かに話したり楽しんだりする，団らんの時間がある
18	子どもは友達と遊ぶ時間がある
19	仕事をしている親は，1日のどこかで子どもの世話をしている
20	週末（または休みの日）は，家族全員で一緒に夕食を食べている
21	週末（または休みの日）は，日中家族で一緒に過ごしている
22	家族は定期的に親戚を訪問している
23	父親または母親は定期的に自分たちの親と話をしている
24	週末（または休みの日）に，家族の何人かで一緒に定期的に楽しむ趣味やスポーツがある
25	親は，子どもが良くないことをしたときに，決まって行うことがある

（引用：山崎喜比古・戸ヶ里泰典編『思春期のストレス対処力 SOC』巻末資料より一部改変）

れた[13]。日本の文化的背景，原版の FRI が作成されてから 20 年以上経っていることによる時代背景の違いを考慮し，尺度の項目について再検討され，25 項目から成る尺度とされた。家族の習慣の形成・定着度は，日本語版 FRI においても，各習慣を行う頻度と，家庭における各習慣の重要度により家族の習慣の形成度から評価している。

　昨今「食育推進基本計画」において，家族で食卓を囲む食事の場がコミュニケーションの場となることや，家族団らんが図られること，家族の関係が良好になることが期待されることを踏まえ，家族で一緒に食事をする「共食」の機会を増やすことを推進している。また，家族で一緒に時間を過ごすことを大切にする家庭では，家族成員それぞれに，家族を大切にしようという気持ちや家族を思いやる気持ちが養われていくと考えられている。カラン（Curran, D）は，健全な家族には，「食卓を囲む時間と会話がある」や「余暇の時間を共有している」，「自分たちの習慣や伝統を多く持っている」などの特徴が見られると述べている。家族が共通の目的や関心のもとで活動することが，家族関係を良好な方へと導いていくのである。

　家族形態や生活スタイルが多様化している現代において，週単位でも月単位でも家族が何かを一緒に行うことが困難な状況にある家庭は多いだろう。だが家族は人が生きていく上での人間関係の基盤であり，身体的，精神的健康を守る最も身近な因子である。尺度で提示されている家族の習慣には，特別な場面や道具を必要とするものはなく，ちょっとした心掛けで実行可能なものがほとんどである。日常生活を送る際に自然な行動として規則的に繰り返すことのできるような習慣を取り入れ，家族全体で一緒に行うことが期待される。

引用文献

1. 野々山久也，渡辺秀樹著『家族社会学入門―家族研究の理論と技法』文化書房博文社，東京，1999．
2. Friedman, M., 野嶋佐由美監訳『家族看護学』へるす出版，東京，1993．
3. 森岡清美，望月嵩著『新しい家族社会学』培風館，東京，1993．
4. 内閣府．平成 24 年度社会意識に関する世論調査．
   https://survey.gov-online.go.jp/h23/h23-shakai/index.html（2018 年 2 月 12 日アクセス可能）
5. 国土交通省．平成 23 年度国土交通白書．
   http://www.mlit.go.jp/hakusyo/mlit/h23/hakusho/h24/html/n1120000.html
   （2018 年 2 月 12 日アクセス可能）
6. Olson, H., Russel, C., & Sprenkle, H. Circumplex Model of Marital and Family Systems: Ⅳ. Theoretical update. *Family Process*, 22, 69-83, 1983.
7. Olson D. FACES Ⅳ and the Circumplex Model: validation study. *Journal of Marital and Family Therapy*, 37, 64-80. doi:10. 1111/j. 1752-0606. 2009. 00175. x, 2011.
8. 立木茂雄著『家族システムの理論的実証的研究―オルソンの円環モデル妥当性の検討』萌書房，奈良，2015．
9. Moos, R. & Moos, B. *Family Environment Scale Manual*: Development, Applications, Research-Third Edition. Palo Alto, CA: Consulting Psychologist Press, 1994.
10. Boyce, T., Jensen, W., James, A., Peacock, L. The Family Routines Inventory-Theoretical origins. *Social Science & Medicine*, 17, 193-200, 1983.
11. Jensen, W., Sherman, A., James, W., Boyce, T., Hartnett, S. The Family Routines Inventory : Development and validation. *Social Science & Medicine*, 17, 201-211, 1983.
12. Boyce, T., Schaefer, C., Uitti, C. Permanence and change-psychosocial factors in the outcome of adolescent pregnancy. *Social Science & Medicine*, 21, 1279-1287, 1985.
13. 佐藤みほ，戸ヶ里泰典，小手森麗華，米倉佑貴，横山由香里，木村美也子，榊

原圭子，熊田奈緒子，山崎喜比古「日本語版 Family Routines Inventory 開発の試み」『保健医療社会学論集』25, 41-51, 2014.
14. 農林水産省『「第3次食育推進基本計画」啓発リーフレット』(http://www.maff.go.jp/j/syokuiku/attach/pdf/dai3_kihon_keikaku-2.pdf)（2018年2月12日）

参考文献

1. 中釜洋子，野末武義，布柴靖枝，無藤清子著『家族心理学―家族システムの発達と臨床的援助』有斐閣ブックス，東京, 2008.
2. 岡堂哲夫編『家族心理学入門補訂版』培風館，東京, 1999.
3. Harmon Hanson, S. M., Boyd, S.T. 著／村田恵子，荒川靖子，津田紀子監訳『家族看護学―理論・実践・研究』医学書院，東京, 2001.
4. 尾方真樹「健康な家族システムの研究」日本家族心理学会編『ライフサイクルと家族の危機』金子書房，東京, pp. 57-83, 1989.
5. 佐藤みほ「高校生の SOC と幼い頃の家族の習慣」山崎喜比古・戸ヶ里泰典編『思春期のストレス対処力 SOC』有信堂高文社，東京, pp. 137-151, 2011.

学習課題

1. 家族の関係性はどのように人々の健康に影響するのか。具体例を挙げながら説明してみましょう。
2. 家族の習慣が持つ機能を整理し，日常生活にどのように家族の習慣を取り入れ，活用することができるか考えてみましょう。

11 | ソーシャルサポート・社会とのつながり

戸ヶ里　泰典・中山　和弘

《学習のポイント》　人と人とのつながりが広いほど健康で長生きであることが分かっている。また，信頼関係が強かったり，お互いに助け合う土壌で生活するほどそこの住民は健康になると言われている。こうした居住地域や職場などその人の周りを取り囲む助け合いや信頼などの人間関係の特徴を，社会関係資本（ソーシャルキャピタル）という。さらに，こうした自分の身の周りの範囲（地域＝コミュニティ）は地理的な地域を超えてウェブ上にもある。特に第5章で学んだ「ソーシャルメディア」を通じての情報交換や支援関係は健康に関する側面においても新たな展開を迎えている。本章ではこうしたソーシャルネットワーク，つまり人と人とのつながりと健康の関係を考えていく。

《キーワード》　ソーシャルサポート，ソーシャルネットワーク，ソーシャルキャピタル，ソーシャルネットワークサービス（SNS）

1. 人と人とのつながりと健康

（1）助けてもらえる人間関係とは

　多くの人は，人間は一人ではなかなか生きていくことができないことをよく知っている。たとえば，ある程度重い病気になったときには，医師や看護師や薬剤師といった医療従事者がいないと，なかなか治らない。また，試験勉強をするにも，一人で教科書や参考書を読み，わからなければインターネットを調べるというような作業もできるが，同じ境遇の身近な知り合いがいる場合，一緒に勉強をすることで気軽に聞きあったりできてお互い効率よく勉強ができる。何か買い物をしていて

迷っているときも，一人で考えるのではなくて，その場にいる店員に聞いてみたり，友人や配偶者などが一緒にいれば意見を聞くことができて，決断することができる。悩んでいるときには，相談に乗ってもらったり，憂さ晴らしに遊びに出かけたり，愚痴を聞いてもらったり，だれか他の人間が身の回りにいることが，よりよく生きることにつながる。

社会学や心理学の領域では，他の人からさまざまなかたちで助けてもらうことをソーシャルサポート（社会的支援）と呼ぶ。さまざまな種類の支援のありかたが考えられるが心理学者のコーエンによると，ソーシャルサポートには大きく5つの種類があるといわれている[1]。

①手段的サポート

物質的な支援で，手伝いをしてくれることである。たとえば試験勉強のときに参考書やノートを貸してもらったり，寝たきりの親の介護のときに親戚やヘルパーの人の手を借りて着替えをするというような内容の支援を指す。

②情緒的サポート

こころの支援で，話を聞いてもらったり，共感をしてもらったり，認めてもらったりすることである。たとえば試験勉強が大変で，友人にいかに大変かを話すことで，大変さをわかって認めてもらったりすることや，腹が立つことがあったときに，友人に話すことで心を落ち着かせることができることは，情緒的サポートを受けていることになる。

③情報的サポート

情報の支援で，知識や情報をアドバイスしてくれることである。たとえば，試験勉強でわからないことを友人に質問して答えをもらうことや，服を買うときどの店で買うとよいかについて知り合いにアドバイスしてもらうとか，インターネットのQ&A掲示板などで，質問したところ答えをもらえた，というように支援される形が情報的サポートである。

④交友的サポート

物質的にも情報的にも心理的にも直接何かを得るということではなくて、いつも一緒にいるとか、遊びに行くなど、自分の所属感を満たしてくれるような支援のありかたをさす。配偶者やパートナー、交際相手がいること、家族とともにいること、それ自体が支援になりうるということである。

⑤妥当性確認

やや難しいが、目上の人から、自分の生き方に関する支援ともいえる。自分の行動の適切性を評価してくれたり、規範（きまりごと）について教えてくれたり、適切でないことがあれば次はどうしたほうがよいなどフィードバックをしてくれるような支援の在り方である。一昔前であれば、ムラの古老や長老のような人がこのような支援をしてくれたかもしれないし、学童期では学校の先生がこのような支援をしてくれるかもしれない。

（2）ソーシャルサポートがあると健康になる

ソーシャルサポートと健康との関係は古くから知られていたが、社会学者のハウス（House JS）は、さまざまな研究からストレスが健康に影響するときの緩衝作用、つまり通常高いストレスを長く感じることによって病気になるが、ソーシャルサポートがあることで、高いストレスにさらされていても、病気になりにくい、ということを述べた[2,3]（図11-1）。

また、看護師の職場でのストレスを例に挙げると、バーンアウト（燃え尽き症候群）という精神的なダメージを左右する要因の一つはソーシャルサポートで、良好な支援があることはバーンアウトを抑制する効果があることが明らかにされている[4]。つまり、ストレスにさらされて苦境に立っている人にとって、その原因を直接的に取り除いてくれるよ

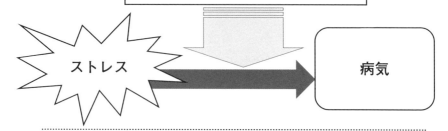

図 11-1　ストレスと健康の関係を緩衝するのがソーシャルサポート

うな援助や，苦しい心情に共感的理解を示してくれる人の存在は，ストレスを和らげる効果をもち，バーンアウトなどの精神的なダメージを未然に防ぐことになる。さらに発展して，配偶者やパートナーがいること自体が，こうしたさまざまなサポートを得る機会に恵まれることもあって健康になるというような報告もある[5]。

(3) ソーシャルネットワーク（社会的紐帯）と健康

　誰かから誰かへ支援してもらうだけでなく，支援してもらった人は，またほかの誰かを支援し，その人はまたほかの人に，というように，や

り取りは次々と連鎖をしていく．さらに，AさんがBさんを助ける，というだけでなく，BさんがAさんを助けるというように，支援したりされたりの関係もありうる．こうして，誰かと誰かの関係は，網の目のようにつながって広がっていく．こうした人と人とのつながりの広がりをソーシャルネットワーク（社会的紐帯）と言う．ソーシャルネットワークは，その広さや密度，頻度や親密度など多角的に評価してその強さや弱さを見ていくものである．

1）ソーシャルネットワークが強いと長生きする

古くは1960年代に米国カリフォルニア州で行われた30歳から69歳までの4775名を追跡した研究で，当初の健康状態の良し悪しや喫煙や飲酒の習慣の有無，肥満の有無などによらず，ソーシャルネットワークが弱い人のほうが強い人よりもおよそ2倍死亡率が高かった，という報告がある[6]．この研究ではソーシャルネットワークを，婚姻状況，親戚や友人との関わり，教会のメンバー，民間や公的なサークルやグループに参加しているかどうか，ということで評価した．

2）行動や考え方がソーシャルネットワークを伝わる

近年ではさらに，知り合いとしてつながっているネットワークを通じて行動自体が伝染していく，という観点で個々人の健康や健康行動の伝播状況を見る動きがある．ハーバード大学のクリスタキス（Christaikis NA）らは，友人関係，親戚，同僚，といったつながりに注目して，5124人の5万件以上のつながりから成るネットワークを対象に，彼らの肥満状態について分析した．その結果以下の点が明らかになった．ひとつは，お互いに認め合っている友人が肥満になると自分も肥満になりやすいこと，そして，友人以外にもさまざまなつながりを通じて体重の増加，減少が人から人へと広がっていくことである．つまり配偶者や兄弟姉妹が肥満になると自分もなりやすくなり，それだけでなくネットワー

クを通じて，友人の同僚の家族の肥満が巡り巡って自分の肥満につながってくるということも考えられるとした[7]。

3）なぜソーシャルネットワークで伝染していくのか

これはひとつに，人は人を真似る，という点が挙げられている。つまり仲良しの友人がカロリーの高いものを好んで食べているのを見ることで，自分もそれをしてみたり，ダイエットに励んでいるのを見て自分もそれをしてみたり，ということである。二つ目に，行動ではなくて，自分の中の基準にズレが生じる，といわれている。つまり，この程度食べてもいい，とかこの程度太っていてもいいとか，その基準が周りを見渡して作られ，修正されていく，と言われている。特にこの基準のズレは根が深く，クリスタキスの研究では地理的に1600キロも離れたところに住んでいる人であっても影響し合うということがわかっている。例えば，札幌に住んでいるあなたが年に1度程度会う親友が1600キロ離れた広島に住んでいて，その友人に久々に会って太ったことを見たら，まあこの年齢だし仕方ないと札幌に帰ってからも思ってつい気を緩めてしまうこともあるかもしれない。

ただし肥満はストレスによる過食であるとか，遺伝子によるものとか，さまざまな要因が関わっていることは確かである。しかしこのソーシャルネットワークを通じて広がっていくということもまた一つの要因になっていることも確かなのである。

4）ソーシャルネットワークを用いた健康戦略

肥満以外にも，飲酒や喫煙など健康に関わる行動もまたソーシャルネットワークを通じて広がっていくことがわかっており，さらに自殺についても少しずつソーシャルネットワークを通じて生じやすくなってしまうことがわかってきている[7]。したがって，逆にこうしたソーシャルネットワークの特徴を取り入れて，グループや集団を単位として，それ

まで健康によろしくなかった習慣を，減量をはじめとした健康的な習慣に修正させることができやすい。実際に，個人個人に健康教育をする方法よりも，仲間同士で刺激し合う形の健康教育をする方が，効果が大きいとも言われている[7]。

2. 社会関係資本（ソーシャルキャピタル）と健康

（1）支援をし合う関係から信頼し合う関係へ

　社会的な支援は助ける人から，助けられる人への一方通行の関係であるが，助けてもらうのでなく，逆に人を助けることも自分の健康にとって良好であると言われている。その一方で，助けられた方は逆に助けた相手に恩返しをしたくなる。こうした助け合いの関係を専門用語で「互酬性（ごしゅうせい）」あるいは「互恵性（ごけいせい）」(reciprocity) がある関係という。

　助けられた方は助けてもらって当たり前，というような態度で何もお返しをしないということも考えられるが，そうだと互酬性の関係にはならない。誰かを助けるということは意味のあることで，何らかの形で返ってくる，というような関係は人々の信頼関係に基づく互酬性の規範（社会や集団において個人が同調することを期待されている行動や判断の基準）と言われている。日本でも古くから言われているような困ったときはお互い様，というような心がけも互酬性の規範のひとつであろう。互酬性がある地域は信頼関係が強い地域ともいえる。個人間の信頼ある関係が多くある地域は，安心できたり，安全であったり，みんなで定めたルールを守っていたりするなど，住みやすい特徴がある。

　また，こうした信頼関係が強く，互酬性の規範にあふれた土地では人と人との結びつきが強く，強いソーシャルネットワークが生まれている。

このように，住民同士お互いに信頼し合っていたり，互酬性の規範があったり，ソーシャルネットワークが強かったり，こうした地域の特徴を，ソーシャルキャピタル（社会関係資本）という。ソーシャルキャピタルは，お金（金融資本），住んでいる土地（物的資本），自分の能力や健康（人的資本）と並んで，その人がその人らしく生き，生産的な活動をしていく上で必要な「資本」のひとつといわれている。

（2）ソーシャルキャピタルとは

　米国の政治学者パットナム（Putnam RD）[8]は，「人々の協調行動を促すことにより，その社会の効率を高める働きの基盤をなすものであり，信頼，規範やネットワークなどの要素からなる」と定義して，地域や職場や学校など人が集まっている集団の特徴としてのソーシャルキャピタル概念を提唱した。パットナムは，ソーシャルキャピタルが蓄積された社会では，人々の自発的な協調行動が起こりやすく，個人間のコミュニケーションが円滑になり，住民による行政や政策への監視や関与，参加が起こり，社会サービスの提供機能が高まることにより，その社会の発展が期待できるとしている[8]。一言で言うならば，地域の力やご近所の力，社会の力，組織の力，ともいえるだろう。

　米国の公衆衛生学者である河内一郎らは，地域住民同士の信頼，互酬性の規範，社会参加を含むソーシャルネットワークの三つからなるというパットナムのソーシャルキャピタルの考え方を公衆衛生分野に導入し，研究を行った。その結果，たとえば米国の各州の比較で，他者を信用できないと考えている人の割合が10％程度と少ないアイオワ州やノースダコタ州に比べて，40％以上のルイジアナ州では人口あたりの年間死亡者数がおよそ1.5倍高いことや[9]，そういった関係は州のような広い地域ではなく，町村，あるいはもっとそれ以下の単位でも，死亡率

だけでなくて，主観的な健康やメンタルヘルスなどでも成り立つことが次々とわかってきている[10,11]。最近では日本でも同様の研究が行われて健康に関係することが示されている[12]。

（3）ソーシャルキャピタルに注目する理由は「格差」問題から

これまでは，私たちがよりよく生き，社会を活性化するためには，お金やモノがあればなんとかなると思われてきた。しかし最近になって世界的な不況や，それに伴う市場中心の「小さな政府」といった政治路線によって一層深刻となった社会格差の問題などから，それだけでは不十分であることがわかってきた。こうしたなか，ソーシャルキャピタルに関する研究は，主に米国の研究者たちによって積極的に行われてきた。

日本の場合はどうであろうか。1960年くらいまで，日本社会は，アメリカのユダヤ人コミュニティと似て，しっかりと結ばれた家族構造や地域が特徴的であることが言われていた[13]。しかしながら，1990年以降の慢性的な不況や，構造改革やIT革命といったような社会的な大きな変化の時期を経て，現在は，貧富の差も拡大しつつある。厚生労働省の発表では，2015年の段階で相対的貧困率は15.6％で[14]ここ数年で横ばいとなっているものの過去20年間を見ると徐々に増えてきている。また，はっきりと示した根拠はないが，人間関係も疎遠になってきているように感じている人も少なくないように思われる。

（4）ソーシャルキャピタルが豊富な地域に住むことが健康につながるしくみ

では，なぜ豊富にソーシャルキャピタルがある土地に住むと人々は健康になるのだろうか。このメカニズムは4つあるといわれている[15]。

1）健康的な生活スタイル（生活様式）の変化

ソーシャルキャピタルが豊富な地域では，健康によい生活スタイルの人が多くなり，周りの人の生活スタイルに影響されやすい。また，健康的な生活スタイルが，地域の基準になっている場合がある。たとえば若年者の喫煙に対して大人が注意をすることが決まっていたり，体重を増やさないよう心がける，といったことが，その地域では決まり事として定着していることによる。

2）保健サービスが整っている

社会関係資本が豊富な地域では，健康や生活の安全に関する市民運動やボランティア活動，たとえばドラッグ防止や若者の喫煙禁止，飲酒運転防止の運動などが盛んである。そして，行政による保健サービスと地域住民とがうまく組んでキャンペーンが広がっていく。

3）ストレスが少ないこと

ソーシャルキャピタルが豊富な地域では，生活上の不安や，精神的な負担をもつ機会が少ない。たとえば周り近所でのトラブルが少なかったり，安全に生活できたりすることから，ストレスが少ない生活を送ることができる。また，こうしたストレスの要因が多少あったとしても，助け合ったり，うまく処理したりできるので，健康的でいることができる。

4）生活や健康に良い政治・政策が行われる

ソーシャルキャピタルが豊富な地域では，生活に安全，安心をもたらすような政治が行われやすい。これは，こうした政策を掲げる政治家が選挙で選ばれやすいからである。

（5）コミュニティのソーシャルキャピタルを育てる

これまで述べてきたソーシャルキャピタルは，コミュニティ（地域・

共同体）という単位で考えてきたものである。このコミュニティのソーシャルキャピタルは，どのようにして豊富にさせることができるのだろうか。人々の貧富の格差の拡大がお互いの信頼関係の強弱の差を招いているというこれまでの事実からすると，社会経済的格差の縮小もまた健康推進にかかわる政治の重要な政策かもしれない。ただ，これは政策的な方向転換や抜本的な改革が必要で，そう近々には縮小の実現はできないだろう。

　もう少し現実的な方法として，たとえば，信頼や安全，安心，お互いの助け合いを大切にする意識や考え方を定着させるようなコミュニティづくりを行うことを通じて，地道に少しずつ社会関係資本を増やしていくことが挙げられる。つまり，住民一人一人が参加して，まずは近隣や身近なところから信頼ある関係性を作っていくことであろう。こうした積み重ねで作られたソーシャルキャピタルが豊かな地域社会こそが，そこに暮らす人々の健康の維持増進につながるのである。

3．インターネットでのつながりと健康

（1）インターネット上の人間関係の特徴

　次に，インターネット上でも，人々が信頼しあい，つながりを持てることが健康に関連していることを確認していこう。Twitter（ツイッター）やFacebook（フェイスブック）といったSNS（ソーシャルネットワークサービス）やブログなどのソーシャルメディアは，ネット上とはいえ，コミュニティを作っているものといえる。ネット上のコミュニティのことを「オンラインコミュニティ」などと呼ぶが，これらはやはり，実際のコミュニティと同じような特徴を備え，ソーシャルキャピタルを形成しているといわれる[16]。人がしていることなので，それほど変わったことが起こるわけではないともいえる。

「インターネットは怖い」というような意見や記事を耳にする。しかし，インターネットそのものが何か悪さをするわけではない。問題を起こすのは，人間である。インターネットのことをリアル（現実）でなく，バーチャルな（仮想の）空間と呼ぶこともあるが，そこでの人と人の関係は極めて「現実的」な関係である。

　そこで気をつけなくてはならないことは，たとえ悪意がなくても，思わぬことで人に迷惑をかけたり傷つけたりしてしまうことである。とくに，ソーシャルメディアでの書き込みは，基本的に文字だけの情報であり，意図と違うように受け取られることがある。電子メールでもそうであるが，コミュニケーションとは本来難しいものである。そして，プライベートなことや，その場で感情的に思わず発言したことも，すぐに消さない限りは，記録に残ってしまう。そして，いったん誰かに引用されたりして伝わってしまえば，広がるのが速いという特徴がある。それは，新しい技術であるために，基本的なエチケットやルールがまだ理解できていないことが原因で起こることもある。しかし，実際には，基本的な人間関係と同じで，その人のもともと持つ人への配慮や社会性の問題であることも多い。

　それでも，仮に何かしでかしてしまったときに，「こうしたほうがいいですよ」などと，教えてもらえるのもまた特徴である。このような指摘は面と向かってはしにくいものである。対面のコミュニケーションが苦手だという人も，最初は匿名で気軽にインターネットで練習するということも可能である。海外の大学の教員によく聞くのは，日本人留学生は，面と向かってはあまり話さないが，インターネットだと驚くほど雄弁で驚くというものである。ブログについて言えば，日本人は世界一の投稿数であるとか，1人当たりの平均訪問時間が世界一であるといった統計が公表されたこともある。その情報源の信頼性の問題もあるが，携

帯やスマートフォンでのメールの利用者の多さなどを目の当たりにするとうなずける面もあるだろう。

(2) ソーシャルメディアと健康

そして，このようなインターネット上のつながりの健康への影響について，次第に研究報告がされるようになってきている。そこでの関係の密度が濃い場合ほど，人々は健康に関連した行動を新しく取り入れやすいという[17]。また，ストレスの対処の資源として，ソーシャルメディアは活用可能である。多くの人が，SNSやブログで，ストレスに感じることについて語るナラティブは，自分の直面している問題を明確にする作業となっている。また，語りを見た人から問題の正体を教えてもらえることもあるだろう。そして，相談にのってもらったり，問題についての情報や解決方法を提案してもらったりすることもある。平成23年版の『情報通信白書』によれば，ソーシャルメディアを利用して実現したこととして，「自分や家族・親戚の健康上の不安・問題が解消した」という人が2割弱いて，その他の不安・問題が解消したり，人間関係も良好になったりした人が1割前後いることからも，そのことがうかがえる。

また，つながりが命を救ったという例も見られる。アメリカで，ある看護師がSNSで友人の子どもの写真を見ていて，眼の腫瘍に気がつき，すぐに受診したことで早期治療ができたという。また同様に，意識不明で運ばれた患者の持病がわからず困っていたところ，SNSでのつながりを経由して，その人の過去の書き込みにたどり着き，それを発見して救命できたという話もある。

とくに病気を持った患者の場合には，同じ病気の患者会が効果的であることが知られているが，これは，患者の集まるオンラインコミュニ

ティでも同じであろうか。例えば，乳がん患者は，生存率は高いものの，治療法の選択肢も幅広く意思決定が難しかったり，長きに渡る生活への影響が続いたりして継続的なサポートが求められるため，患者数が多いこともあって，これらの活動が盛んである。対面の患者会とオンラインの会を比較した研究では，どちらも同じような種類のサポートを受けていて，自分の感情を表したり，アドバイスをもらったりするのはオンラインのほうが多いという研究もある[18]。

（3）ソーシャルメディアの対等性と多様性

　しかも，ソーシャルメディアの場合は，それに加えて，そのつながりをより促進する特徴があると考えられる。ソーシャルキャピタルで指摘されている，「信頼」「互恵性」「つながり」以外のものとしての「対等性」と「多様性」である[18]。「対等性」は，互いの地位や立場にかかわらず対等な関係でやりとりができることで，どんな人とも気軽にコミュニケーションがとれるメリットがある。例えば，医師，教員，政治家といった「先生」などと言われるような人を前にして，どんなことでも対等な立場で話せるかというと，なかなか難しいものである。乳がん患者の調査では，主治医からのサポートを得られていない人ほど，主治医との対等性がないと感じていた。そして，そのような患者たちはソーシャルメディアが対等であると感じていて，そこからサポートを得られている人のほうがQOL（生活の質）は高いという結果であった[19]。

　また，「多様性」は，いろいろな人のさまざまな経験，多様な考え方や価値観に触れることができることである。それは，検閲が行われている一部の国などを除けば，住んでいる地域などの距離も超えている。それは，先ほど見た，『情報通信白書』でも，「自分の周囲にいないタイプの人と知り合えた」という人が6割近く「新たな絆（ビジネスパート

ナーや趣味友達等）が生まれた」という人が3割以上いたことからもうかがえる。意思決定の場面では，自分の価値観が見いだせないと選択肢を選びにくいが，他者の多様な価値観やそれに基づいた経験の語りは参考となる。また，いろいろ問題を抱えているのは自分だけではないと知ることができると同時に，自分と似たような経験をしている人を探すことも可能である。またさらに，このようなコミュニティは患者会同様，自分の経験や知識を，ほかの人のために役立ててもらえる場でもあり，そこにやりがいを感じるという効果もある。

　そして，ソーシャルメディアの場合は，誰もが書き込めるという状況であるが，実際には，すべての人が書き込んでいるわけではない。確かに自分で書き込んだほうが多くのさまざまな種類のサポートが得られるが，見ているだけでも，そこにある助言が参考になったり，自分の状況を見つめなおしたりできるという報告がある[20]。これは，ソーシャルメディアという基本的にはオープンになっている場の特徴でもあるが，対面の日常生活の中でも，他者同士の話から学ぶことは数多いことからも納得がいく結果である。ソーシャルメディアは多様な人々と共に学びあう場であるともいえよう。

　インターネットは，基本的に信頼関係に基づいた助け合いのコミュニティである。したがって，それをソーシャルキャピタルとして注目するとともに，それは現実の社会と同様に，あるいはそれ以上に，参加者が自分たちで作り上げていくものであると考えた方がよい。そこでのつながりがもたらす情報交換やコミュニケーションによって，お互いにヘルスリテラシーを高めることも可能であると考えられる。また，ヘルスリテラシーの高い人と結びついていけば，クリスタキスが指摘したように，行動や感情と同様に，ヘルスリテラシーもまた伝染する可能性がある。世界保健機関（WHO）も，古くから，健康な社会をつくるには，

市民の「参加」こそが，必要であると訴えてきた．ICT の発達により，参加のためのチャンネルはどんどんと増えている．どこからでも参加が可能である．参加してつながっていこう．

引用文献

1) Cohen, S. Underwood, L. G. and Gottlieb, B. H.: Social Support Measurement and Intervention: A Guide for Health and Social Scientists. Oxford University Press, 2000
2) House JS, Kahn RI.: Measures and concepts of social support. In Cohen S, Syme SL eds. Social Support and Health. Pp 83-108, New York: Academic Press, 1985.
3) House JS, Landis KR, Umberson D. Social relationship and Health. Science, 241, 542-545.
4) 久保真人，田尾雅夫：看護婦におけるバーンアウト—ストレスとバーンアウトの関係—．実験社会心理学研究．33-43．1994．
5) Kiecolt-Glaser JK, Newton TL. Marriage and Health: His and Hers. Psychological Bulletin, 127：472-503, 2001
6) Berkman LF, Syme SL. Social networks, host resistance, and mortality: a nine-year follow-up study of Alameda County residents. Am J Epidemiol. 1979 Feb；109(2)：186-204.
7) Christakis NA, Fowler JH. Connected: The Surprising Power of Our Social Networks and How They Shape Our Lives, New York: Little, Brown and Company, 2009.（鬼澤忍訳：つながり　社会的ネットワークの驚くべき力．講談社，2010）
8) Putnam RD, Leonardi R, Nanetti R. Making Democracy Work: Civic Traditions in Modern Italy：Princeton：Princeton University Press；1993.（河田潤一訳，哲学する民主主義：伝統と改革の市民的構造，NTT 出版；2001．）
9) Kawachi I, Kennedy BP, Glass R. Social capital and self-rated health: A contextual analysis. Am J Public Health. 1999；89：1187-93.

10) Lochner KA, Kawachi I, Brennan RT, Buka SL. Social capital and neighborhood mortality rates in Chicago. Soc Sci Med. 2003；56：1797-805.
11) Snelgrove JW, Pikhart H, Stafford M. A multilevel analysis of Social capital and self－rated health：Evidence from the British Household Panel Survey. Soc Sci Med. 2009；68：1993-2001.
12) 市田行信：ソーシャルキャピタル─地域の視点から─，近藤克則編：検証「健康格差社会」，医学書院，107-115，2007.
13) Blau, Z.S.: In Defense of the Jewish Mother, Midstream, 13, 42-49, 1967.
14) 厚生労働省：平成22年国民生活基礎調査の概況，http：//www.mhlw.go.jp/toukei/saikin/hw/k-tyosa/k-tyosa 10/（2012年2月8日アクセス）
15) Kawachi I. Social cohesion, social capital, and health. Berkman LF, Kawachi I. (ed) Social Epidemiology, 174-190. Oxford University Press, New York, 2000.
16) 宮田加久子：きずなをつなぐメディア─ネット時代の社会関係資本─，NTT出版，2005.
17) Centola, D. The Spread of Behavior in an Online Social Network Experiment. Science, 03 September, 2010.
18) Setoyama Y, Yamazaki Y, Nakayama K.: Comparing support to breast cancer patients from online communities and face-to-face support groups. Patient Educ Couns. 2011 Nov；85(2)：e 95－100. Epub 2010 Dec 14.
19) 瀬戸山陽子：乳がん患者のソーシャルメディア利用とソーシャルサポート及びQOLの関係．聖路加看護大学大学院博士論文．2012.
20) Setoyama Y, Yamazaki Y, Namayama K.Benefits of peer support in online Japanese breast cancer communities：differences between lurkers and posters． J Med Internet Res. 2011 Dec 29；13(4)：e 122.

参考文献

1．イチロー・カワチ，他編，藤沢由和他監訳：ソーシャル・キャピタルと健康，日本評論社，2008.
2．稲葉陽二：ソーシャル・キャピタル 「信頼の絆」で解く現代経済・社会の諸課題，生産性出版，2007.

3．近藤克則：健康格差社会　何が健康を蝕むのか，医学書院，2005．
4．近藤克則：「健康格差社会」を生き抜く，朝日新書，2010．
5．中山和弘，岩本貴編：患者中心の意思決定支援，中央法規，2011．

学習課題

1．ソーシャルサポートにはどのような種類があるだろうか。
2．ソーシャルキャピタルとはどのようなもので，それがどのようにして健康に関係するのだろうか。
3．病気になったときソーシャルメディアを利用することでどのような利点があるのだろうか。

12 | 健康への力をつける①
患者・当事者同士のサポートグループ

米倉　佑貴

《**学習のポイント**》　病気を持つもの同士，当事者同士のグループを通じて，知識や技術を共有し，力をつけていくことができる。こうした当事者同士のサポートグループについてその理論と実際について紹介する。また，疾患の種類を問わない患者同士の慢性疾患セルフマネジメントプログラムの実際について紹介する。
《**キーワード**》　エンパワーメント，ピアサポート，サポートグループ，セルフ・ヘルプ・グループ，自己効力感，セルフマネジメント

1. 当事者同士の支え合い
ーセルフ・ヘルプ・グループ，サポートグループ

（1）セルフ・ヘルプ・グループとは

　他者との関係や他者からの支援といった，ソーシャルサポートネットワーク，ソーシャルサポートは健康の維持・増進の有用な資源であることはすでに学習した。

　ソーシャルサポートネットワークから得られる情報やサポートはどのようなネットワークに所属するかによって当然異なってくる。こうしたネットワークのうち，同じ疾患を持つ人々や，似たような課題を持つ人々同士の助け合い，支え合いのためのグループであるセルフ・ヘルプ・グループやサポートグループについて詳しく見ていこう。

　セルフ・ヘルプ・グループの定義は以下のカッツ（Katz, Alfred H）とベンダー（Bender, Eugene I）の定義やレヴィ（Levy, Leon H）の定

義が代表的なものとして挙げられる[1]。

〔カッツとベンダーの定義〕

　セルフ・ヘルプ・グループは，自発的に結成された相互援助と特定の目的の達成をねらった小グループである。メンバーは通常，相互援助のために集まり，メンバーのもつ共通のハンディキャップとか生活を苦しくさせている問題に取り組み，望ましい人格ないし社会変化を引き起こそうとする。提唱者やグループ・メンバーは既存の社会施設や組織では要求が満たされていないか，その可能性がないと考えている。セルフ・ヘルプ・グループは顔を突き合わせてのつき合いを強調し，メンバーの個人的責任を強調している。精神的支えばかりでなく，物質的な援助もなされることが多く，メンバーの個人的同一性を高めるような価値観なり，イデオロギーを啓蒙し普及しようとしている。

〔レヴィの定義〕

①目的——基本的な目的は，相互援助を通じてメンバーの問題を改善し，より効果的な生き方を求めていくところにある。

②起源と発足——起源と発足がグループ・メンバー自身に存在しており，外部の権威や機関によるものではないこと。ただ，当初は専門家が機関車役を果たし，グループが機能するにつれてグループ・メンバーが運営していくようになったものは，セルフ・ヘルプ・グループに含めている。

③援助の源泉——メンバーの努力・技能・知識・関心が主要な援助の源泉である。専門家がグループの集会に集合しても補助的な役割しか果たしていない。

④メンバー構成——人生経験や問題を共通にしている人たちで構成されていること。

⑤統制——組織の構造や活動の様式はメンバーが中心になっているこ

と。ときに専門家の援助を受けることがあったり，メンバーがさまざまな理論的立場や価値観に立脚していてもよい。

　岡はこれらの定義を含む 1970 年代までのセルフ・ヘルプ・グループの定義に含まれるセルフ・ヘルプ・グループの要素を八つにまとめている。それらは以下の通りである[2]。

①広く認められた目的（acknowledged purposes）：セルフ・ヘルプ・グループにはメンバーに共有された特定の目的がある。単に集まって交流するだけのグループではない。

②自発的結成（spontaneous origin）：当事者とメンバーの積極的関心により自発的に結成される。

③対面の小グループ（face-to-face small group）：少人数で構成され，対面の接触を持つこと。

④個人としての参加（personal participation）：メンバーは正式な会員として登録されることや，経済的な支援をするだけでなく，具体的な活動に参加することがメンバーの条件となる。

⑤準拠集団（reference group）：セルフ・ヘルプ・グループはメンバーにとっての準拠集団となりうる。準拠集団とは自らの地位を評価する際の比較点となる集団や，その集団内で自らに対する承認を得たり維持したりすることを切望するような集団，物事の判断の基準となる価値観を提供するような集団である。

⑥無力感からの出発（starting from powerlessness）：メンバー個人が抱えている問題に対して無力であると認めることから出発すること。これはアルコホーリクス・アノニマス（Alcoholics Anonymous；AA）に代表される 12 ステップグループに特徴的なものである。12 ステップグループには，メンバーが経る必要があるプロセスである「12 ステップ」があり，そのステップの最初には「私たちはアルコー

表12-1 カッツとベンダーの定義，レヴィの定義と岡の要素の分類の対応

要素	カッツ・ベンダーの定義	レヴィの定義
広く認められた目的	○	○
自発的結成	○	○
対面の小グループ	○	
個人としての参加	○	
準拠集団	○	
無力感からの出発		
共通の体験	○	○
相互援助	○	○

(出典：Oka (2003)[2], p 19, Table 2.1 を改変)

ルに対し無力であり，思い通りに生きていけなくなっていたことを認めた。」とある。

⑦共通の体験 (common experiences)：メンバーが生活や課題に関する共通の体験を持つこと。

⑧相互援助 (mutual aid)：レヴィの定義にある通り，メンバー間の助け合いが援助の主たる源泉である。あるメンバーが援助されることもあれば，そのメンバーが他のメンバーの助けになることもある。他のメンバーを助けることは自分自身にとっても助けになり，これは「ヘルパーセラピー原則[3]」と呼ばれ，セルフ・ヘルプ・グループの機能の重要なものの一つである。

以上のような特徴は現代のセルフ・ヘルプ・グループに全て当てはまるとはいえないものの（例えば，インターネットを利用したセルフ・ヘルプ・グループは必ずしも対面の接触を含まない），重要な特徴を示しているものであると言える。

《コラム 12−1： 12 ステップグループと非 12 ステップグループ》

　カッツはセルフ・ヘルプ・グループを AA のような 12 ステップグループとそれ以外の非 12 ステップグループに分類した。「12 ステップ」とはメンバーが経る必要がある回復のプロセスを示したもので，12 ステップグループの会合で朗読されるものである。以下は AA の 12 ステップである。
 1．われわれはアルコールに対して無力であり，生きていくことがどうにもならなくなったことを認めた。
 2．われわれは自分より偉大な力が，われわれを正気に戻してくれると信じるようになった。
 3．われわれの意志と命の方向を変え，自分で理解している神，ハイヤー・パワーの配慮にゆだねる決心をした。
 4．探し求め，恐れることなく生き方の棚卸表を作った。
 5．神に対し，自分自身に対し，もう一人の人間に対し，自分の誤りの正確な本質を認めた。
 6．これらの性格上の欠点をすべて取り除くことを神にゆだねる心の準備が完全にできた。
 7．われわれの短所を変えてください，と謙虚に神に求めた。
 8．われわれが傷つけたすべての人の表を作り，そのすべての人たちに埋め合わせをする気持ちになった。
 9．その人たち，または他の人々を傷つけない限り，機会あるたびに直接埋め合わせをした。
10．自分の生き方の棚卸を実行し続け，誤ったときは直ちに認めた。
11．自分で理解している神との意識的な触れ合いを深めるために，神の意志を知り，それだけを行っていく力を，祈りと黙想によって求めた。
12．これらのステップを経た結果，霊的に目覚め，この話をアルコール中毒者に伝え，また自分のあらゆることに，この原理を実践するように努力した。

セルフ・ヘルプ・グループの類似の概念として，サポートグループがある。この２つは混同されることも多いが，サポートグループは専門家が主導し責任をもっているのに対して，セルフ・ヘルプ・グループは当事者が主導し，責任をもっている点で異なることに注意すべきであることが Oka and Borkman（2000）によって指摘されている[4]。

　また，類似の用語として，ピアサポートがある。ピアサポートとはデニス（Cindy-Lee Dennis）によれば，「ある人のソーシャルネットワーク内のメンバーから提供される情緒的，評価的，情報的援助であり，その援助の提供者は対象集団に似た特性をもち，その集団の人が直面するまたは直面しうる健康問題を解決するための特定の行動やストレッサーに関する経験的知識を持つ」とされている[5]。こうした定義から，ピアサポートはセルフ・ヘルプ・グループやサポートグループのメンバー，その他サポートを受ける人と似たような人によって提供される支援であると理解すればよいだろう。

（2） セルフ・ヘルプ・グループ，サポートグループの活動

　先に述べた通り，セルフ・ヘルプ・グループは共通の課題を持つ人々が集まり，その課題を解決する等の特定の目的を持って活動するグループである。例えば，患者会などは特定の疾患を持つ患者のグループで，疾患を持ちながら生活する上での悩みの解決や保健医療サービス情報の共有などの目的を持って活動している団体でありこうした団体は多数存在する。医療関係以外にも子育てをする親のグループや犯罪被害者や遺族の自助グループなど課題に応じてさまざまなセルフ・ヘルプ・グループがある。セルフ・ヘルプ・グループではこうした目的の達成のためにさまざまな活動を行っている。ここでは，セルフ・ヘルプ・グループの活動について見てみよう。

表 12-2　日本のセルフ・ヘルプ・グループのリストの例

名称	URL
日本難病・疾病団体協議会加盟団体一覧	http://www.nanbyo.jp/kameidantai.html
日本の患者会 WEB 版	http://pg-japan.jp/index.html
特定非営利活動法人アスク自助グループ一覧	ttps://www.ask.or.jp/article/依存症とは/自助グループ－一覧
公益財団法人横浜市男女共同参画推進協会	http://www.women.city.yokohama.jp/find-from-p/p-group/list_2017.html/

　具体的なセルフ・ヘルプ・グループの活動内容については，本章の参考文献に豊富な事例がある他，表12-2のリストからアクセスできる個々の団体のウェブページなどを参照するとよいだろう。

　こうしたセルフ・ヘルプ・グループの最も典型的かつ基本的な活動はメンバーが集まって交流する交流会であろう。交流会は，特に形式を定めずメンバー同士で自由に話すスタイルやプログラムを決めて進行するスタイルなどさまざまあり，メンバー同士での悩みの相談や情報共有などが行われる。また，交流会に医師や看護師等の専門家を呼んで専門的な講演会を行う場合もある。

　グループのメンバーが増え，組織としての性質を帯びてくると，法人格を取得したり事務局を構えたりして安定した活動を行うようになってくる。組織基盤が安定してくると，会報の発行などの情報提供や，調査研究の企画や調査研究への協力，社会への問題の普及啓発のためのイベントの実施や，行政・政治への働きかけといった幅広い活動も行うようになってくる。野田はこうしたセルフ・ヘルプ・グループの活動のステージを表12-3に示した4段階にまとめている[1]。ステージⅠは自分

自身の内発的努力によって自己の問題を自己の責任の範囲において克服していくことを目指し，グループはそれをサポートするという「個別化のステージ」，ステージⅡは当事者たちの社会的不利・不都合を一般社会へ訴えていくような活動が中心となる「制度化・施策化のステージ」，ステージⅢは個別の問題を社会との協力関係の中で解決を図っていくような取組を行う「制度・施策の活用のステージ」，最後のステージⅣはあらゆる分野の市民運動等との連携の下で，自分たちの直接的不都合と他領域の諸問題との共通項を探り，さらにはさまざまな社会問題を自らの課題として，あるいは社会問題化するために活動していく「社会化・共有化・協働化のステージ」である。このように，セルフ・ヘルプ・グループは活動のステージを変化させ，個人へのサポートから社会に影響を与える活動といった幅広い活動を行っている。

表12-3 セルフ・ヘルプ・グループの活動のステージ

ステージ	活動内容
ステージⅠ「個別化のステージ」	自己の問題を自分で解決するための努力をグループがサポートする
ステージⅡ「制度化・施策化のステージ」	当事者たちの社会的不利・不都合を一般社会へ訴えていく
ステージⅢ「制度・施策の活用のステージ」	個別の問題を社会との協力関係の中で解決を図っていく
ステージⅣ「社会化・共有化・協働化のステージ」	市民運動等，他のグループと協働してさまざまな社会問題を自らの課題として，あるいは社会問題化するために活動していく

（3）セルフ・ヘルプ・グループの特徴と機能

　カッツはセルフ・ヘルプ・グループに共通して見られる特徴として，「認知の再構築をすること」，「適応技術の学習」，「情緒的サポート」，「個人的な開示」，「社会化」，「一緒に活動をすること」という六つのプロセスと，「エンパワーメント・自己信頼・自尊心」を挙げ，「エンパワーメント・自己信頼・自尊心」はセルフ・ヘルプ・グループに参加することによって体験する他の六つのプロセスによって影響を受けるとした[6]。つまり，セルフ・ヘルプ・グループの共通の目的と頻繁に社会的な影響の要因にさらされた結果，メンバーの自己信頼や自尊心を増大するとともに，多くのセルフ・ヘルプ・グループのメンバーは活動を通じてエンパワーされるのである[6]。

　また，カッツはこうしたセルフ・ヘルプ・グループの機能の理論的な説明として，第6章で説明した社会的認知理論を用いている。そこで

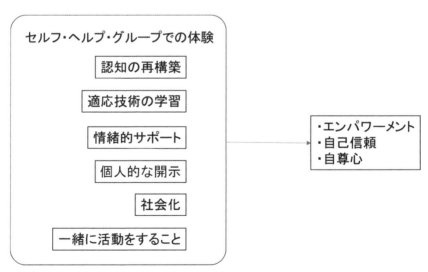

図12-1　セルフ・ヘルプ・グループでの体験とエンパワーメント

は，社会的認知理論における役割モデリング（role modeling）はセルフ・ヘルプ・グループの重要な構成要素であり，グループの新しいメンバーはグループのメンバーから問題に対する態度や対処する方法，社会的技術を学ぶためのさまざまなモデルとなる人を得るとされている。さらに，このセルフ・ヘルプ・グループにおけるモデリングのプロセスと自己効力感の関連も指摘している[6]。

このようなセルフ・ヘルプ・グループやサポートグループ，ピアサポートの理論は健康状態の改善のための介入に応用されてきており，その効果に関する研究は実証されてきている[7,8]。

以下，セルフ・ヘルプ・グループの機能や，第6章で学んだ社会的認知理論の応用例として慢性疾患患者の自己管理支援プログラムである「慢性疾患セルフマネジメントプログラム（Chronic Disease Self-Management Program；CDSMP[9]）を紹介する。

2. 患者主導のセルフマネジメント教育プログラム －Chronic Disease Self-Management Program（CDSMP）

CDSMPは1980年代後半に米国スタンフォード大学で開発され，現在では世界22カ国で提供されている[10]。以下プログラムの内容，特徴，国内外の研究結果を紹介していく。

CDSMPでは，「自分らしい病ある生活・人生を送れるようにする」ことを目標として掲げており[11]，治療の管理に加え，社会生活や感情の管理といった生活に関する次元にも注目している。CDSMPは週1回2時間半を1セッションとし，6週間にわたって計6セッションが行われる。ワークショップは2名のリーダーによって進行され，少なくとも1名が慢性疾患を持つ患者である。受講者の人数は原則として8名から

16名で慢性疾患患者，慢性疾患患者の家族が含まれる．表12-4にCDSMPの内容を示した．ワークショップでは「アクションプラン」と呼ばれる毎週の目標設定とその結果報告，問題解決技法，リラクゼーション技法や運動，食事の管理，家族や医療従事者とのコミュニケーションといった内容をリーダーによる小講義，受講者自身による実習，受講者同士のディスカッションやブレインストーミングなどにより学習していく．

表12-4　CDSMPの内容

週数	内容
第1週目	ワークショップの概要 自己紹介 体とこころのつながり/気を紛らわせる方法 良い睡眠 アクションプランの紹介
第2週目	フィードバック/問題解決 困難な感情への対処法 運動の紹介① コミュニケーション技術 アクションプラン
第3週目	フィードバック よい呼吸法 筋肉のリラクゼーション 痛みと疲労の管理 運動の紹介② 医療に関する将来計画 アクションプラン

第4週目	フィードバック 意思決定 薬の使い方 健康な食事 お口の健康 アクションプラン
第5週目	フィードバック うつ状態の管理 肯定的な考え方 十分な情報を得た上での意思決定 災害への備え 問題解決法 アクションプラン
第6週目	フィードバック 医療者と一緒にやっていくこと 体重の管理 振り返りと将来へ向けての計画 まとめ

(1) CDSMP の特徴

CDSMP は以下のようなこれまでの患者教育とは異なるさまざまな特徴がある。

1) 患者自身がプログラムのファシリテーターに

こうしたプログラム内容・進行方法の中でも CDSMP の特徴的な点の一つとして,訓練を受けた非専門家の患者や患者家族が「リーダー」と呼ばれるプログラムの進行役となり,詳細なマニュアルに従ってワークショップを進行する点がある。これは,非専門家は患者,医療者双方から受け入れられやすいこと,受講者の「ロールモデル」となること[12]

に基づいている。また，非専門家でもマニュアル等資源が十分であれば，専門家と同等にプログラム実施が可能であり[9),13)]，その効果も医療従事者によって提供されるプログラムと大きな差がないことが示されている[12),14)]。さらに，患者がプログラムの提供者となることで，プログラムを提供するための人材不足の緩和や，専門職が提供者となるよりも提供コストが低い[15),16)]という利点もある。

２）受講者同士の交流が活発

CDSMPの特徴的な点のもう一つとして受講者同士の相互交流が活発に行われることが挙げられる。これにより，観察学習の機会が得られ，自己を振り返る機会や病との向き合い方，生活の送り方に関する気づきなどが得られる[17)]とされている。こうした特徴は患者会などのセルフ・ヘルプ・グループ，サポートグループに類似している。そのため，CDSMPでは「1.(3) セルフ・ヘルプ・グループの特徴と機能」で挙げたセルフ・ヘルプ・グループの機能が働き，それによる受講者のエンパワーメントもその効果として期待される。

３）疾患の種類を限定しないプログラム

最後に，受講者の疾患を限定せず，異なる疾患を持つ受講者が集まる点が挙げられる。こうすることで，特定の疾患を集めるよりも地域でのリクルーティングが行いやすく，希少な疾患の患者にも情報交換やサポート授受の機会を提供できること，複数の疾患を合併している場合にも適切な疾患管理の技術を提供できるという長所があるとされている[18)]。

（２）CDSMPの効果発現のメカニズム

CDSMPの効果発現の理論的モデルはバンデューラの社会的認知理論[19)]に基づいている。まず，プログラムで提供されるさまざまな自己管

理技法の知識と方法を身に付けるとともに，プログラムの進行過程で自己効力感が向上することにより行動変容が促され，それにより健康状態が改善するという行動変容型の教育プログラムのメカニズムである。この行動変容型プログラムのメカニズムに加え，より重要な効果発現のメカニズムとして，自己効力感そのものが健康状態に影響することを挙げている[20-22]。

この後者のメカニズムはローリッグらにより検討されており，自己効力感の向上は少なくとも一つのプログラム受講による健康状態改善のメカニズムであるとされている[20]。この二つのCDSMPの効果発現のメカニズムを図示すると図12-2のようになる。

CDSMPの効果発現メカニズムにおいてはプログラムで扱う自己管理技法以上に受講者の慢性疾患の自己管理に対する自己効力感を高めるこ

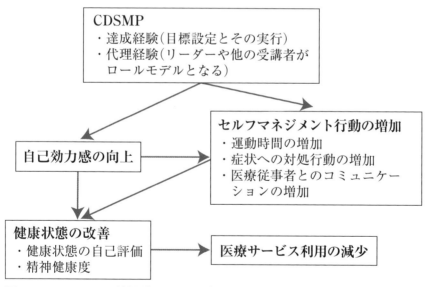

図12-2　CDSMPの効果発現メカニズム
(Kennedy et al. (2007)[23]の図を翻訳・改変)

とがプログラム効果をもたらすための重要な要因となる[9),21)]。自己効力感とは「ある具体的な状況において適切な行動を成し遂げられるという予期，および確信」である[19)]。以下，CDSMPで取り入れられている自己効力感向上の仕組みを詳しく見ていく。

(3) CDSMP に取り入れられている自己効力感を向上させる方法

自己効力感を向上させる主な要因は，社会的認知理論[19)]によると，達成経験，代理経験，言語的説得，生理的状態の4つとされている。プログラムの中ではアクションプランと呼ばれる毎週の目標設定とその結果のフィードバックやプログラム内で紹介される自己管理技法の実習やロールプレイング，プログラム中頻繁に行われるブレインストーミングやディスカッションへの参加を通して達成経験が促される。また，「リーダー」と呼ばれる非専門家の患者や患者家族がプログラムを進行し参加者のロールモデルとなること，他の参加者のアクションプランの遂行結果を聞くことにより代理経験を得ることができる。さらに，慢性疾患とともに生活していく上で生じる社会関係上，感情の問題の原因が疾患や症状のみではないということを，リーダーからの講義や参加者同士のディスカッションを通して学び，疾患や症状の再解釈が行われる。こうしたプログラムの内容や進行方法によって受講者の自己効力感が向上するとされている[9)]。

こうしたプログラムの内容や進行方法のうち，自己効力感の向上に最も影響があり重要視されているものがアクションプランである。アクションプランでは「やりたいこと」を具体的な計画を立てて実行するものであり，「何を」「どれだけ」「一日のうちのいつ」「どのくらいの頻度で」行うかの計画を立て，「それを達成する自信の程度」を10段階で評価し，7以上であればその計画を実行する。例えば，ランニングをするこ

とをアクションプランとする場合は「ランニング」を「3 km（どれだけ）」,「朝6時に（一日のうちいつ）」,「週3回（どのくらいの頻度で）」行うというプランを立てる。

アクションプランを立てる上でポイントとなるのは「やるべきこと」ではなく「やりたいこと」かつ「できること」をプランとして立てることである。これにより「やらされ感」から解放され，自分の「できることに目が向く」ことになる。そして，自分で立てた目標を達成することを繰り返すことで成功体験が累積し，自己効力感が高まっていく[24]。

以下，NPO法人日本慢性疾患セルフマネジメント協会の事務局長であり，CDSMPのリーダーとしても活動している武田飛呂城氏によるアクションプランの体験の語りである。

《コラム12-2： アクションプランと自己効力感－CDSMPの受講体験，リーダーとしての経験から

　私が初めてCDSMPに参加したのは2005年の日本で最初の研修だった。進行役（リーダー）から「アクションプランを立ててください」と言われた。「自分のやりたいことの中で，1週間でできることを考えてください」ということで，しばらく考えた。

　実は「やりたいこと」と言われて，私は困っていた。自己管理のためにやるべきことや，やってはいけないことならたくさん浮かぶが，やりたいことは浮かばなかった。その時，自分がいかに義務感で自己管理に取り組んでいたかということを思い知った。

　アクションプランを繰り返す中で，徐々に自分のやりたいことを考えるようになった。好きなミュージシャンのコンサートを聴きに行きたい，友だちと遊びに行きたい。そのためには体調が良い状態を維持しておきたい。そうだ，自己管理は，やりたいことをするために必要なものであって，決して義務でやらなければいけないことではないのだと感じた。

アクションプランを実行して，もし達成できなかったとしても，フィードバックをして自分で解決法を考えるやり方を教わったり，他の参加者に問題解決をしてもらったりもした。そうやって試行錯誤を繰り返し，今の自分にできることを見定めながら，やりたいことに挑戦するようになった。小さな成功体験を繰り返すことで，自分にはまだ，こんなにできることがあるんだと気づき，さらに新しいことへの意欲も湧いてきた。今振り返ると，これが自己効力感が向上していくステップだったのだと感じる。

　その後，私自身もCDSMPのリーダーとなり，事務局として運営に携わっているが，多くの参加者の感想として，アクションプランが良かったという声が寄せられている。アクションプランの進行マニュアルでは，リーダーは参加者に，決してこんなアクションプランが良いと提案しないこと，参加者が思いつくまで待つことを厳守するよう書かれている。人からやるように言われてやるのと，自分でやると決めてやるのとでは，同じことをしていても精神的な負担感が全く違う。やりたいことをするために自己管理をしようと思えば，自己管理の内容は変わらなくても，自己効力感を向上していけるのだと感じている。

（4）CDSMP受講によって期待される効果

　図12-2に示したように，CDSMPの受講による効果としてセルフマネジメント行動の増加，自己効力感の向上，健康状態の改善，医療サービス利用の減少が期待されていた。CDSMPで用いられている自己効力感を向上させる手法や，セルフ・ヘルプ・グループに類似した特徴や機能は本講座でこれまで触れてきた「健康への力」である，首尾一貫感覚（Sense of Coherence；SOC）やヘルスリテラシーを向上させるための条件と共通するところがあり，CDSMPの受講によるSOCの向上やヘルスリテラシーの向上も期待されている[25),26)]。以下，国内外で実施されたCDSMPの効果を検証した研究の結果を見ていく。

(5) 海外でのCDSMP実施の取組と有効性

　CDSMPの効果の検証にあたっては，海外において多数のランダム化比較試験が行われている。それらの結果を統合したフォスターらによる分析によれば，CDSMP受講6カ月後では，痛みの減少，身体機能障害の改善，疲労の減少，心理的ウェルビーイングの改善，健康状態の自己評価の改善，健康状態に対する悩みの減少，有酸素運動実施頻度の増加，症状への認知的対処法の実行頻度の増加，医療従事者とのコミュニケーションの改善，自己効力感の向上といった効果が確認されている[27]。その後，2011年にアメリカ疾病予防管理センター（Centers for Disease Control and Prevention；CDC）によっても複数のランダム化比較試験の結果を統合した分析が行われており，自己効力感の向上，健康状態に対する悩みの減少，社会・役割制限度の低下，有酸素運動の増加，症状への認知的対処法の実行頻度の増加，入院日数の減少といった効果が確認されている[28]。

(6) 日本国内におけるCDSMP提供の取組と評価研究

　我が国ではCDSMPの導入に向け2004年に複数の患者会が合同でスタンフォード大学へ視察に赴き，2005年に，プログラム実施のためのリーダーの養成が開始，日本語版教材（リーダー用マニュアル，参考書）が作成・導入され，プログラムの提供が始まった。プログラムの実施方法や内容は海外で実施されているものとほぼ同一である。現在は特定非営利活動法人日本慢性疾患セルフマネジメント協会（以下，協会と表記する）がCDSMPを提供している。日本においては2005年からCDSMPのワークショップを開催し，2017年末までに221回のワークショップを開催，累計2,063名が参加している。

　我が国でのCDSMPの効果の評価，エビデンスの構築を目的とした

アウトカム評価研究は2006年から継続して行われている。これまでに筆者を含めた研究グループではプログラムの効果を検討してきており，前後比較デザインによる検討ではCDSMP受講6カ月後で自己効力感，健康状態の自己評価，症状への認知的対処実行度，日常生活充実度評価において有意な肯定的な変化が認められた[29]。さらに，糖尿病，リウマチ性疾患患者等約200名を対象に非無作為化比較試験による効果の検討を行い，プログラム受講により，症状への認知的対処法の実行度の向上，健康問題に対処する自己効力感の向上といった効果があることが示唆されている[30]。また，対照群との比較においては有意な差は認められなかったが，受講群において，健康状態の自己評価，健康状態についての悩みは有意に改善し，不安や抑うつ，日常生活満足度，首尾一貫感覚において改善傾向が見られている[30]。

3. おわりに

本章では，患者や当事者主導の助け合いのグループであるセルフ・ヘルプ・グループ，サポートグループ，ピアサポートの理論やそれを応用したプログラムについて学習した。こうした取組は，専門職の不足や専門職によるケアだけでは満たせないニーズの増大にともなって，重要性が増してきている。一方で，こうした活動を担う当事者が十分にいないことや，活動の基盤となる資金の不足など課題も多い。こうした課題の解決への取組や専門職とのパートナーシップの充実などが今後ますます重要になってくるだろう。

引用文献

1. 久保紘章，石川到覚，編．セルフヘルプ・グループの理論と展開：わが国の実践をふまえて．中央法規出版；1998．
2. Oka T. *Self-Help Groups for Parents of Children with Intractable Diseases: A Qualitative Study of Their Organisational Problems*. Universal Publishers；2003．
3. Riessman F. The "helper" therapy principle. *Social work*. 1965：27-32．
4. Oka T, Borkman T. The history, concepts and theories of self-help groups: from an international perspective. *Japanese Journal of Occupational Therapy*. 2000；37：718-722．
5. Dennis C-L. Peer support within a health care context: a concept analysis. *Int J Nurs Stud*. 2003；40(3)：321-332．
6. Katz AH（著），久保紘章（監訳）セルフヘルプ・グループ．岩崎学術出版社；1997．
7. Parry M, Watt-Watson J. Peer support intervention trials for individuals with heart disease: a systematic review. *Eur J Cardiovasc Nurs*. 2010；9(1)：57-67．
8. Dale J, Caramlau IO, Lindenmeyer A, et al. Peer support telephone calls for improving health. *Cochrane Database Syst Rev*. 2008(4)：CD 006903．
9. Lorig KR, Sobel DS, Stewart AL, et al. Evidence suggesting that a chronic disease self-management program can improve health status while reducing hospitalization-A randomized trial. *Med Care*. 1999；37(1)：5-14．
10. Stanford University School of Medicine. Research-Patient Education Department of Medicine Stanford University School of Medicine.2009；http://patienteducation.stanford.edu/organ/cdsites.html. Accessed 3/28, 2015．
11. Barlow J, Wright C, Sheasby J, et al. Self-management approaches for people with chronic conditions: a review. *Patient Educ Couns*. 2002；48(2)：177-187．
12. Lorig K, Feigenbaum P, Regan C, et al. A comparison of lay-taught and professional-taught arthritis self-management courses. *The Journal of Rheumatology*. 1986；13(4)：763-767．
13. Brown C, Hennings J, Caress AL, et al. Lay educators in asthma self manage-

ment: Reflections on their training and experiences. *Patient Educ Couns*. 2007 ; 68 : 131-138.
14. Fu DB, Hua F, McGowan P, et al. Implementation and quantitative evaluation of chronic disease self-management programme in Shanghai, China: randomized controlled trial. *Bull World Health Organ*. 2003 ; 81(3) : 174-182.
15. Sobel D, Lorig K, Hobbs M. Chronic disease self-management program: From development to dissemination. *The Permanente Journal*. 2002 ; 6(2) : 15-22.
16. Newman S, Steed L, Mulligan K. Self-management interventions for chronic illness. *Lancet*. 2004 ; 364(9444) : 1523-1537.
17. Fu D, Ding Y, McGowan P, et al. Qualitative evaluation of Chronic Disease Self Management Program (CDSMP) in Shanghai. *Patient Educ Couns*. 2006 ; 61(3) : 389-396.
18. Lorig K, Ritter PL, Plant K. A disease-specific self-help program compared with a generalized chronic disease self-help program for arthritis patients. *Arthritis Rheum-Arthritis Care Res*. 2005 ; 53(6) : 950-957.
19. Bandura A. Health promotion by social cognitive means. *Haelth Education Behavior*. 2009 ; 31 ; 143
20. Lorig K, Seleznick M, Lubeck D, et al. The beneficial outcomes of the arthritis self-management course are not adequately explained by behavior change. *Arthritis and Rheumatism*. 1989 ; 32(1) : 91-95.
21. Lorig K. *Outcome measures for health education and other health care interventions*. Thousand Oaks : Sage Publications ; 1996.
22. Lorig KR, Holman HR. Self-management education : History, definition, outcomes, and mechanisms. *Ann Behav Med*. 2003 ; 26(1) : 1-7.
23. Kennedy A, Reeves D, Bower P, et al. The effectiveness and cost effectiveness of a national lay-led self care support programme for patients with long-term conditions : a pragmatic randomised controlled trial. *Journal of Epidemiology and Community Health*. 2007 ; 61(3) : 254-261.
24. 安酸史子，小野美穂，北川明，他．慢性疾患セルフマネジメントプログラムによる効果発現のメカニズムの解明〜『アクションプラン』演習の効果について

～．東京 2012．

25. 山崎喜比古，戸ケ里泰典．SOC（sense of coherence）を高める介入方策の開発に向けて．看護研究．2010；43(2)：161-172．
26. Age Platform Europe. 20 ways to improve health literacy in Europe. 2014；https：//www.age-platform.eu/policy-work/news/20-ways-to-improve-health-literacy-among-ageing-population. Accessed 30/10/2018, 2018.
27. Foster G, Taylor Stephanie JC, Eldridge S, et al. Self-management education programmes by lay leaders for people with chronic conditions. *Cochrane Database of Systematic Reviews*. 2007(4). http：//onlinelibrary.wiley.com/doi/10.1002/14651858.CD 005108.pub 2/abstract.
28. Centers for Disease Control and Prevention. *Sorting through the Evidence of the Arthritis Self-Management Program and the Chronic Disease Self-Management Program：Executive Summary of the ASMP/CDSMP Meta-Analyses*. Atlanta, GA：Centers for Disease Control and Prevention（US）2011.
29. Yukawa K, Yamazaki Y, Yonekura Y, et al. Effectiveness of Chronic Disease Self-management Program in Japan：preliminary report of a longitudinal study. *Nurs Health Sci*. 2010；12(4)：456-463.
30. 米倉佑貴．日本における「慢性疾患セルフマネジメントプログラム」の効果の非無作為化比較試験による検討：傾向スコアによる調整法を用いて，東京大学大学院医学系研究科博士論文；2011．

参考文献

1. 久保紘章，石川到覚，編．セルフヘルプ・グループの理論と展開：わが国の実践をふまえて．中央法規出版；1998．
2. Katz AH（著），久保紘章（監訳）．セルフヘルプ・グループ．岩崎学術出版社；1997．
3. 石川到覚，久保紘章，編．セルフヘルプ・グループ活動の実際：当事者・家族のインタビューから．中央法規出版；1998．

学習課題

1．日本におけるセルフ・ヘルプ・グループはどのようなものがあるだろうか。調べてみよう。
2．セルフ・ヘルプ・グループやピアサポートの機能は保健医療においてどのように応用されているだろうか。どのようなプログラムがあるか調べてみよう。

13 │ 健康への力をつける②
　　専門家によるセラピー

孫　大輔

《学習のポイント》　うつ病や不安障害などのストレス関連障害，摂食障害などさまざまな病態に対して，専門家によるセラピー（心理療法）が行われており，薬物治療と並行して不可欠のものとなっている。認知行動療法は，クライエントの体験を重視した気づきを促し，行動活性化や認知の再構成をはかる。2000年前後に登場した新世代の認知行動療法である，マインドフルネス認知療法やアクセプタンス＆コミットメントセラピーでは，「認知の内容」ではなく「認知の機能」に焦点を当てている。自分の思考や感情が現実ではないことに気づき，心のモードを切り替えられる能力を獲得していくことに主眼がある。近年，注目を集めているオープンダイアローグは，複数の専門家との「ダイアローグ（対話）」によって，困難な状態を緩和していく取り組みで，今後，精神疾患へのアプローチのみならず，広範な分野での応用が期待されている。本章では，疾病治療アプローチよりも，健康生成的アプローチによる心理療法を中心に紹介する。

《キーワード》　認知行動療法，マインドフルネスストレス低減法，マインドフルネス認知療法，アクセプタンス＆コミットメントセラピー，オープンダイアローグ

---

1. 認知行動療法

（1）認知行動療法とは

　認知療法は，アメリカの精神科医ベック（Beck, A.T.）がうつ病性障害に対する精神療法として開発したものであり，その後，不安障害などの精神疾患や，摂食障害などさまざまな病態に対して効果が実証され，

広く使われるようになった。わが国の精神科医療現場で認知療法・認知行動療法が注目されるようになったのは1980年代後半以降であり，2001年には日本認知療法学会（Japanese Association for Cognitive Therapy：JACT）が設立された。

認知行動療法（cognitive behavior therapy：CBT）とは，人間の情緒が認知のあり方（受け取り方や考え方）の影響を強く受けることに注目して，認知や行動に働きかけて心を軽くしたり，問題解決を手助けしたりする構造化された心理療法である。

認知行動療法の特徴を表13-1に示す[1]。認知行動療法では，クライエントの症状や問題点だけでなく，強み（レジリエンス）にも目を向けるようにする。つまり，クライエントを，強みも弱みも持っている1人の人として理解することから，認知行動療法は始まる。その基礎となるのが，症例の概念化（定式化）であり，その人の背景，発症の契機と症状の維持要因，現在の問題，そしてその人の強みを総合的に判断して治療方針を立て，その人がどのようなことに気づけば自分の力を発揮でき

表13-1　認知行動療法の特徴[1]

① 出来事の受け取り方によって感情や行動が変化するという認知行動療法モデルに基づいて面接を行う。
② まず行動を通して気づきを広げ，次第に考えの偏りに目を向けていくという流れに沿って面接を進めていく。
③ 過去や将来ではなく，今ここでの問題に目を向ける。
④ 治療者が寄り添いながらクライエントの主体的な気づきを手助けする協働的経験主義を大切にする。
⑤ 認知の修正では実体験を通した気づきを大切にする（単に考え方を操作するのではない）。
⑥ 気づきの基礎となる心理教育を重視する。

るようになるかを考えて，面接の方向性を決めていく。

(2) 認知行動療法の実際
1) クライエント自らの体験を重視する

　認知行動療法は，私たちがある出来事に出会ったときに，それをどう受け取るかによって，感情や行動が変化するという認知行動療法モデルに基づいて面接を行う。つまり「認知」(ものの受け取り方や考え方) に働きかけることで，気分や行動を改善させようとする。

　例えば，うつ病のときには気持ちが沈み込んで閉じこもりがちになる。そうしたときに，抑うつ気分を変えたいと考えても，気分に直接働きかけて変化させることはできない。変化させることができるのは考えや行動である。従って，認知行動療法では，自分の力で変化させることができる「考え (認知)」や「行動」に働きかけて，「気分」を変化させようとするのである。

　部分的にでもそれまでの考えを否定するような体験をしなければ，私たちは考えを切り替えることができない。しかし，クライエントに「もっとポジティブに考えては」どうかとアドバイスしても「頭ではわかりますが，そううまくできません」と答えるだろう。そこで，認知行動療法ではクライエント自身の体験と気づきを重視する。体験を通した理解を進めるために行うのが，「アジェンダ (面接で話し合う課題) の設定」と，話し合った内容を実生活で確認をする「ホームワーク (宿題) の活用」である。

　アジェンダ設定では，面接の最初に話し合う課題を決める。その課題は，クライエントが抱えている問題に関連するものを一緒に選ぶ。こうすることで，話題を絞ることができ，課題について話し合いを深め，クライエントの対処能力を伸ばすことができる。ホームワークは，面接で

話し合ったことをクライエントが実生活で体験を通して確認する作業である。多くのクライエントは，面接中に話し合った内容をある程度は納得できても，本当に腑に落ちるところまではいっていない。それを実生活の中で確認できて，初めて心から納得できるようになる。ここで，ホームワークの目的が理解できていなかったり，ホームワークが難しすぎたりすると実行する意欲が低下する。ホームワークに対するクライエントの考えを聞き，問題がある場合には事前に対応策を考えておくなど，丁寧に準備する。

２）行動活性化

具体的に行動を変えるためには，ただ座って考えているだけでは，自分の考えから自由になれない。認知行動療法では，認知に目を向ける前に，行動を通して気持ちを変えていくようにする。その一つに，「行動活性化」と呼ばれている方法がある。これは，クライエントが達成感や充実感，喜びを感じられる行動を徐々に増やしていくことで，精神面を活性化していく方法である。

行動活性化は二つのステップで進める。まず，自分の行動を振り返るステップと，その中で達成感や喜びを感じられる行動を増やしていくステップである。行動の振り返りが必要なのは，私たちは普段，ほとんど意識しないで，自動的に行動しているからである。自分の行動を改めて振り返り，精神状態への影響について気づきを促す。そのため，振り返り，つまりセルフ・モニタリングをクライエントに勧める。

次のステップでは，達成感や喜びを感じる行動を増やしていく。このとき，できることから少しずつ実行するように話をする。例えば，うつ病の患者は，元気なときを基準に活動計画を立てて，うまくいかなくて落ち込むことがあるので，現在の状態に目を向けながら，可能なレベルで行動計画を立てるようにする。

3）認知再構成法

考えを振り返る場合に役に立つのが，コラム（図13-1）を使った認知再構成法である[1]。この方法を使えば，自分がカウンセラー代わりになって自分自身の相談に乗ることができる。「状況」のコラムには，気持ちが動揺したときの場面を，スナップショットのように書き出す。次の「気分」と「自動思考」のコラムには，そのときの気持ちと考えを書き出す。気持ちと考えの区別は難しいが，気持ちは「寂しい」「悲しい」「不安だ」というように単語で表現でき，考えは「自分は何をやってもダメだ」「あの人は私のことを嫌っている」というように文章で表現される。次の「根拠」と「反証」では，自動思考の妥当性を検証していくが，その考えを裏づける根拠と反対の事実（反証）を書き出すようにする。悩んでいるときは一般には根拠しか目に入っていないことが多いが，もう一度現実を見直して反対の事実を探してみる。「適応的思考」のコラムには，自動思考に代わる新しい考え方を書いてみる。新しい考えの可能性に気づくことで，それまでの思い込みから解放されて気持ちが楽になってくる。そして，それを実際の生活の中で確認し，気持ちが

状況	
気分	
自動思考	
根拠	
反証	
適応的思考	
気分の変化	

図13-1　認知再構成法で用いる非機能的思考記録表（コラム）[1]

どう変わるか（「気分の変化」）を確認し，記録していく。

2．新世代の認知行動療法

（1）認知行動療法の限界と新しい流れ

　認知行動療法は，さまざまな疾患に対して有効性が実証され，広く使われるようになったものの，さまざまな限界が感じられるようになった。例えば，認知の内容を変えるということがそれほど簡単ではないということや，認知の内容が変わることが治療効果に必ずしも関係するわけではないことなどである。また，認知行動療法の全体をカバーできるような基礎理論がないことも限界の一つであった。そこで1980年代から2000年代にかけて，新しい認知行動療法が登場してきた。

　1980年代には，心身医学の領域で瞑想を取り入れた「マインドフルネスストレス低減法」(Mindfulness-Based Stress Reduction：MBSR)が登場し，これは2000年前後に「マインドフルネス認知療法」(Mindfulness-Based Cognitive Therapy：MBCT) や「メタ認知療法」(Meta Cognitive Therapy：MCT) に発展した。また，認知を行動療法の立場から扱う「弁証法的行動療法」(Dialectical Behavior Therapy：DBT)が1990年代に，また「アクセプタンス＆コミットメントセラピー」(Acceptance and Commitment Therapy：ACT) が2000年前後から登場した。

　さまざまな新しい認知行動療法に共通することは，「認知の内容」ではなく「認知の機能」に注目していることである。従来のモデルでは，間違った認知であるAを，新しい認知であるBに置き換えるという発想であった。しかし，重視されるべきは「認知の内容」ではなく，一つの考え方にとらわれずに，考え方の選択肢をたくさん自分で持てるようになるという意味での「認知の機能」である。自分の認知を柔軟にし，

認知の影響力を下げることができれば、行動も感情もそれほど影響を受けないで、実際にその場面で求められるような行動ができる、という考え方を重視する。こうした「認知の機能」を変えていくための介入として、「マインドフルネス」や「アクセプタンス」といった技法が使われるようになったのである。

ここでは、「マインドフルネスストレス低減法・マインドフルネス認知療法」と「アクセプタンス＆コミットメントセラピー」に注目して、解説する。

（2）マインドフルネスストレス低減法・マインドフルネス認知療法
1）マインドフルネスとは

マインドフルネスとは、今の瞬間の現実に常に気づきを向け、その現実をあるがままに知覚して、それに対する思考や感情には囚われないでいる心のもち方や存在のありようを意味する言葉であり、2600年前にブッダが人生の苦悩から解放されるための要として提唱したものである。このマインドフルネスが医学や心理学の領域で広く知られるようになったのは、1980年代に、カバットジン（Kabat-Zinn, J.）がMBSR（マインドフルネスストレス低減法）という心理療法を開発したことによる。カバットジンはマインドフルネスのことを、「瞬間瞬間立ち現れてくる体験に対して、今の瞬間に、判断をしないで、意図的に注意を払うことによって実現される気づき」であると説明している[2]。さらにこれを発展させたものが、MBCT（マインドフルネス認知療法）であった。開発者のティーズデール（Teasdale, J. D.）らは、認知療法の専門家として、情報処理モデルに基づいて長年うつ病の治療にあたっていた。そして、反復性うつ病患者のグループプログラムにおいて、マインドフルネスを取り入れ、マインドフルに思考や感情を観察することによって、

うつ病の再発を減らすことができることを実証したのである。

２）マインドフルネスストレス低減法（MBSR）

　MBSR の典型的なプログラムは 8 週間かけて行われる。まず，短時間（3 分・15 分）の呼吸法の練習から始めて，ボディー・スキャン，ヨーガ瞑想法，静座瞑想法の三つの瞑想法を，45 分間トレーニングすることを通して順次習得していくことが中心的な課題になっている。そしてこのことから，MBSR では，「今この瞬間に接触するための扉」として，身体感覚を非常に重視していることがわかる。

　ボディー・スキャンとは，自分の体を，静止した状態で直接的に感じ取ろうとする方法である。具体的には，仰向けになった状態で，つま先から頭のてっぺんまで，自分が注意を集中している体の一部が感じている本当の感覚を感じとり，その場所に，あるいはその中に自分の意識をとどめようとし，それぞれの場所で数回呼吸し，次の場所に注意を移すときには，前のことは心から消し去るようにしていく。

　ヨーガ瞑想法は，「一つひとつの瞬間のあるがままの自分の体を受け入れる」ことで，「全体としての自分」や「自己の存在感」を体験することを目的としている。

　静座瞑想法は，短時間の呼吸法の説明に続き，「呼吸とともに座る」「呼吸と体の一体感を味わいながら座る」「音とともに座る」「心の中の思いとともに座る」「あるがままの意識とともに座る」と，手順を踏んで，体験を深めつつ実習できるように工夫されている。

　MBSR は当初，医学的治療が困難な慢性疼痛に対して効果をあげて注目され，その後，高血圧，がんなど心身症としての側面をもつ身体疾患や，過食などの食行動異常，そしてパニック障害，うつ病などにも効果があることが実証され，精神医学や臨床心理学の分野でも注目されるようになった。

3）マインドフルネス認知療法（MBCT）

　MBCT は，認知療法の専門家であったシーガル（Segal, Z.V.），ウィリアムズ（Williams, M.），ティーズデールが，うつ病の再発を減らすために認知療法の効果維持版を開発しようと研究を進める中で開発されたものである。2001 年に原著が，2007 年に邦訳が出版された『マインドフルネス認知療法』の序章では，開発の経緯について「まず，著者らが行ったのは，注意の訓練という要素を認知療法に取り入れることであった。次に『治療』という枠組みを放棄した。それは思考や感情を変えようとはせず，それに気づいたままにしておくというマインドフルネス・アプローチを十分に機能させるためである」と述べられている[3]。

　ティーズデールらは，うつ病の再発に関して「ネガティブな思考が生じたとき，それをチェックし，その内容の正確さを評価するために思考から離れることを繰り返した結果，患者の中にしばしばネガティブな思考と感情に対するとらえ方に全般的なシフト」が起こること，すなわち「そのような『距離をとる』あるいは『脱中心化』」ができるようになることが，再発防止効果に大きく関連していると考えた。

　MBCT のプログラムでは，『脱中心化』を起こすために，自分の思考は単なる思考にすぎず，それが自分の「現実」ではないということへの気づきを促すように，マインドフルネスと認知的アプローチが組み合わされている。MBCT プログラムで中心になっているのは，注意コントロールの訓練とともに，感情や身体感覚に対してどのように異なる関係を持つかが追求される。さらに，脱中心化をする際の「心のモード」が重要であり，自分の思考や感情を変えようとはせず，それを「歓迎し，あるがままにしておく」というマインドフルな「心のモード」に入る方法を学ぶことが重視されている。

　MBCT は，従来の認知療法が目指していた「ネガティブな思考の内

容を変える」というところから離れ,「あらゆる体験がどのように処理されるかに注意を向けるようになる」こと,「何にどう注意を向けるかを選択することで,心のギア・チェンジをすることができる」ことが目指されており,「認知の内容」から「認知の機能」へと注目点が大きく変化していることが理解できよう。

(3) アクセプタンス&コミットメントセラピー

2000年前後から登場したアクセプタンス&コミットメントセラピー（ACT）は,言語行動も対象に含めた行動分析学（臨床行動分析）に基づいた体系であり,思考,感情,記憶,身体感覚などの私的出来事も行動とみなして評価や介入の対象とする。そのため,本来的に認知の内容ではなく,機能を重視する。

私的出来事を行動とみなし,その機能を重視することを前提にして,ACTが人間の苦悩の原因として最も害が大きい行動とみなすのが,「体験の回避」である。これは,嫌悪的な状況だけでなく,それに対する自分の反応（嫌悪的な私的出来事）も回避する傾向のことで,不安感,抑うつ感などの不快感情,苦痛な記憶や痛みに結びついた思考や身体感覚などを避けようとする,それ自体は自然な傾向である。しかし,こうした「体験の回避」を続けていると,回避行動の対象が拡大したり,回避することに懸命になったりする結果,本来必要な行動レパートリーが抑制されてしまう。

そこで,「体験の回避」を減じる行動＝アクセプタンスが必要になる。アクセプタンスとは,嫌悪的な私的出来事に気づきながら,それと自分（観察している主体）との関係性を変えるための行動をしないでいることといえる。それは,今この瞬間の私的な体験の世界に対して,自動的に心を閉じてしまわないように意図的に努力すること,あるいは喜んで

直面していくようにするウィリングネスと同義である。

　ACT の治療の基礎的な「OS」(オペレーティングシステム）のコンセプトは,「体験の回避を軽減させ, 適応的行動を増加させる」ということである。しかし, それだけでは不十分である。なぜなら, 言語を持つヒトの場合, 嫌悪刺激はもともとの外的な刺激だけに留まらず, 言語によって内的に際限なく生成・拡大されていくからである。そこで, ACT では, 言語によるバーチャルな世界と現実の世界を分けることを試みる。これを「脱フュージョン」という。脱フュージョンとは, 私たちが暗黙に行っている言語への「フェチシズム」に対する低減をもくろむことである。ふだん, 私たちは何かを考えると, 言語の働きによりバーチャルな世界を作り上げる。それが拡大していくと, どこまでが思考の世界でどこまでが現実なのかわからない状態になってしまう。この「認知的フュージョン」の状態から, 一歩外に出て, 外に出たところから, 先ほどまで考えていた思考と現実を見比べることができ, 思考の世界が現実ではないことに気づくことができる。これを「脱フュージョン」という。

　ACT では, そのようなフェチシズムが特に生じやすい「時間」や「自己」に対して, それに特化した低減手法を適用していく。そのプロセスをそれぞれ,「『今, この瞬間』との接触」,「文脈としての自己」と呼ぶ。

　ACT の治療の 6 つのプロセスを正六角形で図示すると, 図 13-2 となる[4]。そして, 6 つのプロセスが促進されることを「円が大きくなること」で表現する。中央に浮き出てきた正六角形は「心理的柔軟性」と呼ばれる (ただし, そのような実体があるわけではないことも表現しているため, 錯視が採用されている)。つまり, ACT は, この六角形を拡大するためにセラピーを行うため, 図 13-2 はそのまま ACT の治療の OS

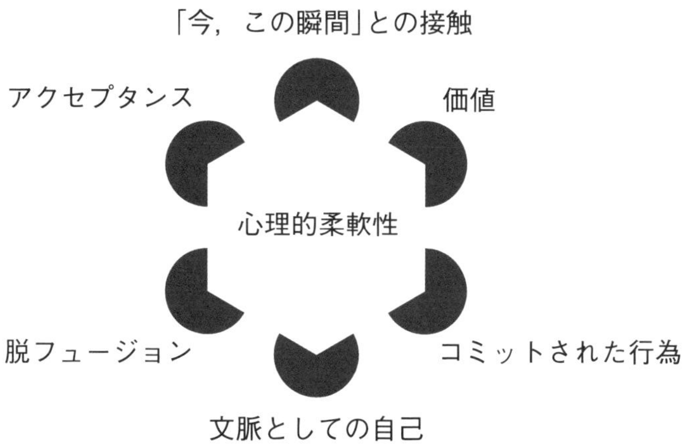

「今，この瞬間」との接触

アクセプタンス　　　　　価値

心理的柔軟性

脱フュージョン　　　コミットされた行為

文脈としての自己

図13-2　ACTの心理的柔軟性モデル（タートルのOS）[4]

を視覚化したものとなっている。また，この形状がカメに似ているところから「タートル」と呼ばれている。

　ACTによる治療は，これまで慢性疼痛，不安障害，うつ病などの気分障害，さまざまなストレス性障害，がん，摂食障害などについて効果を認めており，多岐にわたる対象に試みられ，介入直後よりもフォローアップ期の効果のほうが大きいというエビデンスが出ている[4]。

3. ダイアローグによるアプローチ

（1）オープンダイアローグとは

　2010年代に入り，わが国において「ダイアローグ（対話）」によるアプローチが注目を集めている。1980年代から統合失調症などの精神疾患に対するアプローチとしてフィンランドで始まったものが「オープンダイアローグ」(Open Dialogue) であり，福祉・教育・就労支援など広範な分野において，予防的なアプローチとして実践されているのが「未来語りのダイアローグ」(Anticipation Dialogues) である。

精神疾患に対して「対話」によって回復をはかるダイアローグによるアプローチは，現在では欧州各地に広がりを見せつつある。オープンダイアローグによって，フィンランド西ラップランド地方（人口約72,000人）では，統合失調症の年間発病率が12年の経過で，10万人中33人から7人へ減少した[5]。また，抗精神病薬の服用率の大幅な減少や入院治療期間の短縮，症状の再発率の減少など，目覚ましい効果を挙げている[6]。その実際は，複数の専門職（医師，看護師，心理士など）が，クライエントとその家族・友人などを含めて1時間ほどの対話を行い，それを症状が改善するまで複数回繰り返す。このとき，必ず複数の専門職が入るということ，またクライエントにとっての重要他者を含めることが原則となる。

（2）オープンダイアローグの原則と実際

　オープンダイアローグは，ロシアの言語学者バフチンの（Bakhtin, M.）「ダイアローグの思想」(dialogism)を取り入れ，クライエントと家族，スタッフのあいだのオープンで自発的な意見交換を目指している。そこではダイアローグの原則に基づき，実践が行われている。ダイア

表13-2　オープンダイアローグの7つの原則[7]

① 即時援助
② 社交ネットワークという視点
③ 柔軟性と機動性
④ 責任
⑤ 心理的継続性
⑥ 不確実性への耐性
⑦ 対話主義

ローグの7つの原則には,「社交ネットワークという視点」「不確実性への耐性」「対話主義」などが含まれる(表13-2)[7]。

「複数の専門職で複数の人を見る」というルールは,「社交ネットワークという視点」の原則である。オープンダイアローグが家族療法から発展した経緯もあり,クライエントを社交ネットワークの中で捉え,その中で回復させていくというシステム論的視点が存在する。クライエント一人ではなく,家族や友人,サポーターなど社交ネットワークの中の重要な人をダイアローグの場に含めること,ともに対話を行い,重要な意思決定(内服の減量や中止,退院の決定など)もネットワークの中で行っていくことを意味している。

「不確実性への耐性」の原則は,問題に対して早急に結論を出したり一方的に評価をしたりしないということを意味している。評価的視点を一旦脇に置き,まず話に耳を傾け,その場のすべての人の発言や考え方に対して「応答」していくことによって,対話の質を高める。医療専門職は,専門的見地からアセスメントや予測的発言をしがちであるが,そうした発言は参加者を沈黙させ,自然な解決方法を見つけにくくする。

「対話主義」の考え方は,バフチンの「ダイアローグの思想」の中心的なものであるが,「聴くこと」と,それに「応答すること」という対話のやり取りの中でこそ「意味」が生み出されるとする考えである。対話を通して解決方法を探るということではなく,相手の話を聴き,質問がなされ,応答する,という対話のプロセスそのものが,クライエントが抱えている不安に対して「声」を与え,共有可能な言語を作り,安心をもたらすのである。

そうしたダイアローグが目指すもののうち最も重要な概念が「ポリフォニー」(polyphony)である。ポリフォニーとは,バフチンがドストエフスキーの文学作品研究において見出した概念で,「多声性」とも言

われる。もともとは西洋音楽に由来する概念で，単一の声部からなる「モノフォニー」や主旋律のある「ホモフォニー」に対して，複数の声部が対等に扱われるものが「ポリフォニー」である。ドストエフスキーの作品では，主人公の発話が主旋律にはなっておらず，その他の登場人物の発話と対等に扱われている。さらにいえば，登場人物たちにそれぞれ独立した思想や信条が認められるため，作者ですら特別な立場になく，それらの登場人物たちと対等に扱われることになる。オープンダイアローグの空間では，ただ「複数の主体」の「複数の声」がポリフォニーを形成しており，そのこと自体が治療の資源となると考える。ただひとつの真実よりも，多様な表現を生成することを重視し，安全な雰囲気の中で，すべての参加者の「声」が発話され，それにすべて応答がなされ，複数の声が響きあうことを目指す。

　フィンランドでは，このダイアローグによるアプローチが広範な分野で応用されており，例えば教育や福祉領域において行われている「未来語りのダイアローグ」では，子ども・青年・家族や高齢者，長期の失業者などが不安に陥っている状況に対して，予防的にダイアローグを用いてアプローチする。長期的な援助が必要であるのに行き詰まってしまっている状況などに活用されており，効果をあげている。

(3) ダイアローグ・アプローチの展望

　従来の心理療法と比較して，ダイアローグによるアプローチが画期的なところは，一対一による治療関係を否定していることである。必ず複数の視点（声）が入り，ネットワークの中でクライエントが回復していくという点を重視している。また，「不確実性」を大事にするこのアプローチでは，専門家も非専門家の視点に近づいていき，対話に参加する人すべての対等性が実現されやすくなる。そうした中で，クライエント

に起こる変化は，MBCTでいうところの「脱中心化」や，ACTでいうところの「脱フュージョン」に近いと考えられる。それまでモノローグ（一人の視点）であったクライエントの世界が，ダイアローグ（複数の視点）によって支えられ，相対化していくからである。

わが国でも，このアプローチによって精神疾患やストレス関連障害，社会的ひきこもりなどが回復した事例が報告されてきている[8]。また，精神科以外にプライマリ・ケア領域でも，心理・社会的要因が関連する慢性疾患や困難事例に対する効果を指摘する報告もあり[9]，今後のさらなる発展が期待される。

引用文献

1) 大野裕．うつ病と認知行動療法入門－日常診療に役立つうつ病の知識－．臨床と研究 2014；91：630-634.
2) ジョン・カバットジン．マインドフルネスストレス低減法．春木豊，訳．京都：北大路書房．2007.
3) ジンデル・シーガル，マーク・ウィリアムズ，ジョン・ティーズデール．マインドフルネス認知療法－うつを予防する新しいアプローチ．越川房子，訳．京都：北大路書房．2007.
4) 武藤崇，三田村仰．診断横断的アプローチとしてのアクセプタンス＆コミットメント・セラピー：並立習慣パラダイムの可能性．心身医学 2011；51：1105-1110.
5) Aaltonen J, Seikkula J, Lehtinen K. The comprehensive open-dialogue approach in Western Lapland: I. The incidence of non-affective psychosis and prodromal states. Psychosis 2011；3：179-191.
6) Seikkula J, Aaltonen J, Alakare B, et al. Five-year experience of first-episode nonaffective psychosis in open-dialogue approach: Treatment principles, follow-up outcomes, and two case studies. Psychotherapy Research 2006；16：214-228.

7）斎藤環．オープンダイアローグとは何か．東京：医学書院．2015．
8）斎藤環．オープンダイアローグは精神科医療に何をもたらすか－斎藤環氏による講演録．精神看護 2015；18：473-482．
9）孫大輔，塚原美穂子．不確実性に耐える：オープンダイアローグがプライマリ・ケアにもたらす新たな可能性．日本プライマリ・ケア連合学会誌 41（3）：129-132, 2018．

参考文献

1．熊野宏昭．新世代の認知行動療法．東京：日本評論社．2012．
2．下山晴彦，熊野宏昭，鈴木伸一．臨床心理フロンティアシリーズ認知行動療法入門．東京：講談社．2017．
3．ヤーコ・セイックラ，トム・エーリク・アーンキル．オープンダイアローグ．高木俊介，岡田愛，訳．東京：日本評論社．2016．

学習課題

1．認知行動療法の「認知再構成法」のコラムを使って，自分の困難な問題について整理してみよう。
2．新世代の認知行動療法（MBCT や ACT）が，「認知の内容」ではなく「認知の機能」に焦点を当てるというのはどういうことなのか，自分の言葉で説明してみよう。
3．ダイアローグ・アプローチの「ポリフォニー（多声性）」とは何か，なぜそれが重要なのか考察してみよう。

14 健康への力をつける③ 家庭医・総合診療医によるアプローチ

孫　大輔

《学習のポイント》 超高齢社会を迎えたわが国では，厚生労働省が，地域包括ケアシステムの構築を進めているが，家庭医・総合診療医はそうした地域での医療・介護ケアにおける中心的役割を担う。家庭医の専門性とは，家族志向型のケア，患者中心の医療の方法，地域包括プライマリ・ケアの三つに集約される。本章では，そうした家庭医のアプローチについてケースを使って詳しく説明し，家庭医・総合診療医が今後，地域において果たす役割について考察する。

《キーワード》 家庭医療，総合診療，家族志向型のケア，患者中心の医療の方法，地域包括ケア

1. 家庭医・総合診療医とは

（1）家庭医療の定義

「家庭医（family physician）」とは何かというと，一言で言えば「プライマリ・ケアの専門医」であると言える。「プライマリ・ケア」とは「一次医療」のことであり，日頃よくある健康問題に対応する医療のことである。アメリカ家庭医学会では「家庭医はあなたを専門にしている医師（the doctors who specialize in you）」というキャッチフレーズを使っている[1]。これは逆に言うと，第二次世界大戦後，医療の発達に伴って過度の細分化・専門化が進み，臓器を専門的に診る医師は増えたけれども，「わたし」という人間全体を診てくれる医師が減ってしまったことに対するアンチテーゼであろう。

世界的には1950～70年代に，先進国各国で「家庭医療（family medicine）」が一つの専門分野として確立された。イギリス，オランダ，カナダでは1950年代に家庭医学会が発足し，アメリカでは1969年に家庭医療が一つの専門分野として正式に認定された。1972年には，世界家庭医機構（WONCA）が設立され，今や世界の医療の中でも主要な領域として位置づけられるようになっている。

　日本では1996年に初めて「北海道家庭医療学センター」が設立され，日本における家庭医教育の先導的役割を果たした。2002年には日本家庭医療学会が発足し，2010年には他の関連する二つの学会と合併する形で「日本プライマリ・ケア連合学会」が誕生し，「家庭医療専門医」の育成が進められている。

　「家庭医」や「家庭医療」の定義は，世界でさまざまなものがあるが，福島県立医科大学地域・家庭医療学講座教授の葛西龍樹氏は，一般の人にもわかりやすい言葉で以下のように「家庭医療」を定義している[1]。

　　家庭医療とは「どのような問題にもすぐに対応し，家族と地域の広がりのなかで，疾患の背景にある問題を重視しながら，病気をもつヒトを人間として理解し，身体と心をバランスよくケアし，利用者との継続したパートナーシップを築き，そのケアにかかわる多くの人と協力して，地域の健康ネットワークをつくり，十分な説明と情報の提供を行うことに責任をもつ，家庭医によって提供される医療サービスである。」

（2）「重装備」でない医療

　日本は世界でも類を見ない超高齢社会を迎えていることは周知の事実である。そのような社会では，「重装備」でない医療が求められている

と言える。高齢になると，さまざまな健康問題を抱え，複数の病気にかかることも多い。それぞれの病気に対して複数の専門医を受診していると，内服薬の種類が増えたり，不必要に高度な検査や治療をされたりする可能性がある。このような「重装備」な医療を避け，その人の価値観やライフスタイルも考慮しながら，バランスの良い医療を提供できるのが家庭医である。家庭医は，かかりつけ医として患者とその家族を継続的に診療しながら，必要に応じて適切な専門医を紹介することができる。

　また，回復期や終末期の医療についても，同様のことが言える。がんや脳卒中，心臓疾患などで病院に入院しても，退院した後は近くの医師に通院したり，在宅医療を続ける必要がある。そのようなとき，頼りになるのが家庭医である。本人と家族の希望を伺いつつ，状態に合わせて通院してもらったり，必要があれば訪問診療を行うことができる。また家庭医は，「看取り」まで含めた終末期の在宅緩和ケアを，訪問看護師などと連携しながら提供することもできる。ホスピスや緩和ケア病棟のみならず，患者の自宅で行う「在宅緩和ケア」も，現在普及しつつある。家庭医は，「住み慣れた我が家で最期を迎えたい」という患者さんの希望にそって，さまざまな医療・介護スタッフと患者家族の協力のもとに，看取りのケアを提供できるのである。

　2018年4月から，医師の研修制度である「専門医制度」が新しい仕組みでスタートした。その中では「総合診療医」という専門医の名前で，家庭医が位置づけられることとなった。「総合診療医」は家庭医と同じく，プライマリ・ケアの専門医として，地域医療の中核を担うことが期待されている。

2．家庭医のケアの方法①：家族志向型のケア

（1）患者の後ろに「家族の木」を見る

　具体的に家庭医はどのように患者のケアを行っているのであろうか。まずは，患者を家族というシステムの中でとらえる「家族志向型のケア」について紹介する。

　血糖値が高くなって1年ほどが経過し，そろそろ糖尿病としての治療薬を開始しなければならないかもしれないという「林正子さん」という48歳の女性を考えてみたい。糖尿病という病気は血糖値がかなり高くならないと症状が出ない。林さんも1年前に健診で血糖値が高いことを指摘され，再検査の結果，糖尿病初期の診断となった。食事療法，運動療法を指導したが，血糖値はむしろ上昇し，主治医はそろそろ内服薬を開始したいと考えている。しかし，林さんは治療薬をあまり飲みたくないようである。「薬を処方されても，ちゃんと飲める自信がない」と言う。「薬の副作用が心配ですか？」と聞いても「それもそうですが，とにかく自信がないんです」と言う。主治医にとって，この患者は「困った患者」あるいは「聞き分けの悪い患者」と映ってしまうかもしれない。

　このようなとき，家庭医であれば，患者個人を「家族」というシステム全体の中に位置づけて診る視点がある。これが「家族志向型のケア (Family‐Oriented Care)」である[2]。例えて言うならば，家庭医は，患者の後ろに「家族の木」を見ているのである（図14−1）。家庭医は，患者が一人で来院していても，患者の後ろには複数の家族がいることを想定し，患者にさまざまな影響を与えている家族全体を見ようとする。

　そこで「家族の木」全体を見るべく，林正子さんの家族について詳しく話を聴いてみた。すると，林さん一家は4世代同居の家であり，正子

第 14 章　健康への力をつける③　家庭医・総合診療医によるアプローチ

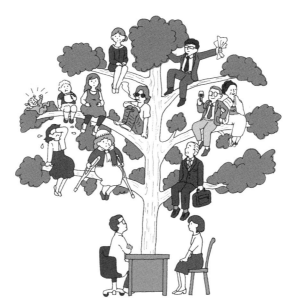

図 14-1　家族の木（文献 2）

さんは長男の嫁として，義母（77 歳）と義理の祖母（99 歳）の両方の面倒を見なければならない立場にあることがわかった。祖母のとめさんは，認知症があり介護が必要な状態であること，また義母の良子さんは慢性の腰痛を患っていた。さらに高校 1 年の娘・萌さん（15 歳）は最近，持病の気管支喘息が悪化しており，それも正子さんの心配の種になっていた。正子さんの夫・清司さん（51 歳）は会社員で仕事が忙しく，なかなか家族のことに時間が割けないようである。林正子さんは「聞き分けの悪い患者」なのではなく，「複数の家族の面倒を見ながら家事に奔走しているために，自分の病気のことにはかまう暇もない女性」だったのである。

家庭医は，こうした家族の問題を整理するために「家族図」をよく書

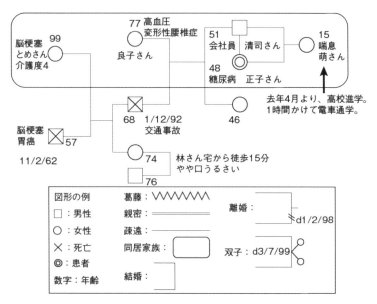

図14-2 家族図の一例（林さん一家）（文献3より改変）

く。家族図を書くことで，誰と誰が同居していて，どんな病気を持っているのか，家族同士の関係はどうかなど，社会的背景を含めた家族の状況を把握することができる（図14-2）。

(2) 家族ライフサイクル

そもそも50歳前後の更年期を迎える女性は，多くの課題を抱えやすい時期である。この時期にはまず，親・祖父母の世代の介護や死といった問題が多くなる。そして子供がいる場合，思春期の子供の問題に直面したり，子供たちが親元を巣立ち，家族内のさまざまな関係性も変化を迎えたりする時期にあたる。また中年期に差し掛かり，生活習慣病や更年期障害など自分の病気や障害にも向き合う必要が出てくる。家事や子

育て，親の介護といった負担が，嫁であり母であるこの世代の女性に集中しやすいということもある。若い時期からずっと頑張ってきた女性が，この年代に差し掛かり，一気にこうした家族内の課題に直面することで，精神的にも余裕がなくなり，自分の病気にもかまっていられないという状態はよくあることである。

　家庭医は，このように患者が直面している「家族ライフサイクル」にも注目する[3]。家族ライフサイクルでは，①巣立ち期（子世代），②結婚期，③小さな子供のいる時期，④思春期の子供がいる時期，⑤巣立ち期（親世代），⑥老年期，などのステージに分けて，それぞれの時期に起こりやすい家族内の課題について整理する。

　「思春期の子供がいる時期」や「巣立ち期（親世代）」では，親子関係や夫婦関係などが大きく変容する時期であり，また祖父母の障害・介護といった問題も出てくるため，これらの問題を家族全体が受け止め，うまく乗り越えられるように「家族システム」が再構築されるよう支援することが重要となる。「家族システム」とは，家族メンバー間の関係性の上に成り立つ全体の構造のことである。具体的には，家族の病気のケアと介護問題への支援，家族の関係性の調整などを通じて，家庭医は家族全体に関わることができる。そこで家庭医がよく行うアプローチが「家族カンファレンス」である。

（3）家族カンファレンスの実際

　家族カンファレンスとは，患者と相談して，重要な家族メンバーに集まってもらい実施する「対話」型の面談のことである。外来診療が終わった後などに時間をとり，30分から1時間ほどで行うことが多い。医師や看護師がファシリテーター（司会役）となり，集まってもらった患者と家族と対話を行いながら，進めていく。

具体的な手順としては，①あいさつと波長合わせ，②ゴールの設定（今日どんな問題について話をするか），③問題点についての話し合い（それぞれの意見を引き出しつつ，交通整理），④プランづくり（患者・家族と医療者は何ができるか？　社会資源は何が使えるか？），⑤質問を促す，といった形でカンファレンスを進める。終わったら，問題点とプランを簡単に記入した「面談票」を作成し，患者・家族にもお渡しする[3]。

3．家庭医のケアの方法②：患者中心の医療の方法

(1) 「患者中心の医療」とは

次に紹介する家庭医のケアの方法は「患者中心の医療の方法」である。「患者中心の医療」とは，決して「患者の願いをできるだけかなえる医療」ということではない。医師と患者が互いに対話を重ね，お互いの考えをすり合わせながら，共通のゴールに向かっていく方法のことである。

1980年代にカナダのウェスタン大学家庭医療学講座のグループによって，この「患者中心の医療の方法（Patient-Centered Clinical Method）」[4]が開発され，北米やヨーロッパ，オセアニアなど各国の医学教育に導入されるようになった。日本では，家庭医の専門研修プログラムにおいて必ず教わるものである。これを開発したスチュワート（Stewart, M.）は，患者中心の医療を，「患者の健康・疾患・病いの経験を探り，地域・家族を含めて患者を全人的に捉え，共通の理解基盤を形成してマネジメントについて相互に同意し，患者と医師の継続する関係性を促進する」と定義している[4]。

ここで再び，薬を飲みたくないという糖尿病の林正子さん（48歳）のケースで考えてみよう。林さんは，HbA1cという過去1～2ヶ月の

血糖値の平均を反映する数字がこのところ 8％ 前後と高くなっている（目標値は 7％ 未満）。まだ糖尿病の薬は始めておらず，肥満もあるため，食事療法と運動療法を指導されていたが，あまりうまくできていないようである。林さんに医師は「このまま血糖値が高い状態が続くと合併症も心配ですし，薬を始めたほうがよいと思いますが，どうでしょうか？」と話すが，林さんは「薬はできれば飲みたくないんです。薬を続けられる自信もありません」と言う。さて，林さんには一種の「謎」がある。林さんが「薬を飲みたくない」という背景には何があるのだろうか。この方に，患者中心の医療の方法でアプローチするとしたら，どうすればよいだろうか。

（2）「患者中心の医療の方法」の 4 ステップ

「患者中心の医療の方法」の具体的な実践は，以下の 4 ステップで構成される。

> 1） 健康・疾患・病いの経験を探る
> 2） 患者を全人的に捉える
> 3） 共通の理解基盤を形成する
> 4） 患者―医師関係を強化する

林正子さんの例で，一つずつ考えてみよう。

1） 健康・疾患・病いの経験を探る

まずは「病気」について，そして「健康」について，林さん自信がどう考えているのか，何を経験してきたのか，その全体像を探っていく。

「病気」に対する視点は，大きく二つに分けることができる。それは，「疾患（disease）」と「病い（illness）」である。「疾患」とは，病理学的にあるいは生物医学的に身体に起こっている変化について説明するとき

に，主に医療者が使う分類・ラベルと考えることができる。林さんの場合，「血糖値が平均して高くなっておりHbA1cは基準値を上回っている」というような医学的な考えである。

これに対して「病い」とは，心や身体に起こる問題についてのその人個人の主観的な苦しみや経験全体のことを指す。林さんの場合，この主観的な経験としての「病い」はまだ明らかになっていないようである。医師は「病い」について探るべく「この病気について，どんなことを感じているか，何でも話してもらえますか？」と聞くと，林さんは「肥満があるので身体がだるいなと感じることはあるけれど，血糖値が高いからと言って症状は何もありません。食事や運動をがんばろうと思っても，失敗続きで継続できる自信がないんです」と言う。医師が「薬を飲むことについてはどうですか？」と聞くと，「薬は副作用が心配だからできるだけ飲みたくないです。薬に頼らずに何とかしたい」と言う。林さんの「病い」としては，「症状がない状態に対して治療を続ける自信がない。薬も副作用がこわいので，できるだけ使いたくない」という考えがあることがわかった。

「健康（health）」についての考えを探るのも重要である。「健康」とは単に病気がない状態ではなく，人の健康を支えるもの（健康因）が重要な役割を果たしていることがわかっている。例えば，その人の趣味や生きがい，楽しみなど，人生の幸福感を支える健康因を探っていく。林さんに聞いたところ「手芸サークル」が楽しみということがわかった。友人と集まって趣味の活動しつつ，いろんな話をすることが，林さんの喜びにつながっていた。そうした趣味の活動を増やすように進めることで，健康因を高めるというアプローチも考えられる。

2）患者を全人的に捉える

「患者を全人的に捉える」というのは，患者の「コンテキスト」を

探っていくことである.「コンテキスト」とは「文脈」とか「背景」という意味である. 患者の健康問題を, 患者の家族・仕事・友人関係や, 患者が住む地域社会・環境・文化など, 幅広い視点から捉えていくと, 健康問題を俯瞰して見ることができるようになる.

カナダの「家庭医療学の父」と呼ばれるマクウィニー (McWhinney, I.R.) は, 患者のコンテキストをジグソーパズルに例えている[5]. 患者が医師の前に現れたとき, それはジグソーパズルの一片であり, それだけでは何を意味するのかわからない. しかし, その一片の周りに他のピースがどんどん組み上がり, 全体像が見えてくると, とたんにその一片が何を意味するのか理解できるようになる. そのようにして, パズル全体を完成させていくのである, と.

林さんの「家族」というコンテキストを探ってみると, 認知症の祖母の介護の問題や, 娘の喘息の悪化の心配があり, 家事や家族の面倒を見ることで忙しく, 自分の健康問題にほとんど気をつかえない状態にあることがわかった. これが林さんの「薬や治療を続けられる自信がありません」という言葉の背景にあったのである.

また,「社会的つながり」のコンテキストで見ていくと, 以前は友人と一緒に出かけたり, 趣味の活動も楽しんだりしていたが, 最近は頻度が減っていた. 林さんは元々社交的な性格でもあり, 最近家のことで忙しく, 友人とあまり付き合えないのを残念に思っているようであった. 林さんが住んでいる「地域コミュニティ」のコンテキストで見ると, 地方都市の伝統的な価値観が残っている地域であり, 親・祖父母の面倒は嫁が見て当たり前という風潮が強いようである. しかし近隣同士の助け合いや支え合いは活発で, 林さんも, 家族のことを地域の人に相談したり, ときには支えてもらったりという関係性があることがわかった.

このように, 人間を見ていくときに, 臓器・組織・遺伝子とズームイ

ンするように見ていく医学的視点と異なり，家族・社会・地域・文化とズームアウトしていくように見ていくのが「コンテキストを通して全人的に理解する」という視点である。

3）共通の理解基盤を形成する

　患者の主観的な経験や考えを探り，コンテキストを含む患者の全体像が見えてきたら，次に「共通の理解基盤」を求めて，医師と患者はさらに「対話」を行う。ここで形成していく共通の理解基盤とは，どんな問題に焦点を当てるのか，何をゴール（目標）とするのか，患者と医師のお互いの役割は何か，という「問題・目標・役割」の三つのことであり，対話を行いながら両者の「共通基盤」を構築していく。

　林正子さんの例に戻ると，医師は当初「血糖値が高い」ことを「問題」として掲げていたが，患者はそれを主要な問題として感じておらず，医師はこのままでは「薬を始めるのか，始めないのか」で，こう着状態になってしまうと感じた。そこで，双方が共有できる「問題」として「肥満と倦怠感」を共通の問題として，「まずは減量から始めてはどうでしょう」と提案してみることにした。できることなら減量したいと思っていた林さんは医師の提案を受け入れた。次に，当面の共通の「ゴール」について話し合い，しばらく食事内容を記録することと，週末のウォーキングから始めることで合意した。最後にお互いの「役割」として，患者は食事と運動の内容を記録すること，医師はその記録を見せてもらい治療計画の参考にすることを確認した。これであれば，患者の生活習慣改善に対するモチベーションを高めながら，食事内容についても確認でき，肥満と糖尿病の両方のマネジメントにつなげることができる。その後，血糖値が下がらず，薬物療法がやはり必要と判断されれば，その段階で改めて問題やゴールの再設定を行うこととした。

4）患者―医師関係を強化する

　患者と医師の良好な関係性は「ラポール」と呼ばれる。「ラポール（rapport）」とはフランス語で「親密な信頼関係にあること」を指している。患者と医師の間の「ラポール」は，医師の誠実な態度，傾聴と共感，思いやりの態度によって形成され，患者もそれに対して誠実に応えようとすることで，その関係性が強化される。もし，互いの信頼関係が形成されないと，患者は医師に対して聞く耳を持たないであろうし，そもそも患者は自分のことを話そうともしないかもしれない。医師と患者のお互いに対する誠実さや敬意がここでは重要になるであろう。

　以上が，患者中心の医療の方法の例である。林さんのように「できるだけ薬に頼らずに治したい」とか，あるいは「身体を傷つけたくないので手術はしたくない」という患者さん個人個人の価値観というものがある。それらも考慮しながら「対話」によって，患者と医療者が相互理解を深め，信頼関係を構築しながら進めていくことのできる方法と言える。

4．家庭医療と地域包括ケア

（1）家庭医療の専門性と地域包括ケア

　福島県立医科大学の葛西龍樹氏は，「家庭医療の専門性」について考察しており，家庭医が提供する専門的アプローチは，①患者中心の医療，②家族志向型のケア，③地域包括プライマリ・ケア，の三つに集約されると述べている[1]。

　「患者中心の医療」と「家族志向型のケア」は，詳しく説明した通りである。「地域包括プライマリ・ケア」とは，地域の複数の専門家や関係者と連携協働しながら，患者を地域ネットワークのなかでケアすることを指しており，厚生労働省が進める「地域包括ケア」とほぼ同義と考

えられる。厚生労働省は，団塊の世代が75歳以上となる2025年を目処に，重度な介護状態となっても住み慣れた地域で自分らしい暮らしを人生の最後まで続けることができるよう，住まい・医療・介護・予防・生活支援が一体的に提供される地域包括ケアシステムの構築を目指している。特に，地域において認知症や慢性疾患で介護を必要とする高齢者が激増すると考えられる。そのとき，最も重要となるのは「多職種連携」である。例えば在宅ケアを進めるためには，家庭医が在宅ケアの要となり，訪問看護師や介護士など他の医療・介護・福祉専門職とうまく連携をとりながら，進めていけるかどうかが鍵となる。

（2）地域における多職種連携の実際

地域での在宅ケアを例に，どんな病気やケースで，多職種連携が活かされるかを考えてみたい。病名で例を挙げると，がん末期の緩和ケア，神経難病（筋萎縮性側索硬化症など），慢性肺疾患，認知症，脳卒中後遺症などである。また，課題・困難例で挙げると，高齢者の独居の看取り，独居認知症・夫婦二人とも認知症，褥瘡（床ずれ），嚥下栄養障害，家族内の心理社会的問題，経済的困窮，アルコール依存症などが挙げられる[6]。いずれのケースも，医師と看護師など限られた職種で対応しようとすると，行き詰まってしまうため，より多くの専門職が携わることが重要となる。表14-1に，疾患やケースごとに，どのような専門職が関わっているかの例を示す。

例えば，がん末期の患者の在宅ケアには，医師，看護師，薬剤師，ケアマネジャーは必ず携わり，さらに理学療法士，歯科医，介護職などが必要に応じて関わる。患者のケアを行う上で，こうした多くの専門職が有機的に連携し，最良のケアの提供に向けての協働を進めるためには，関係するスタッフ間で丁寧にコミュニケーションをとり，情報やケアの

表 14-1　在宅ケアにおいて多職種連携が必要となるケースと関わる専門職の例（文献 6 より改変）

	課題・困難							疾患					
	アルコール問題（依存症など）	経済的困窮	家族内の心理社会的問題	嚥下栄養障害	褥瘡	独居認知症、二人共認知症夫婦	高齢者の独居の看取り	脳卒中後遺症	認知症	慢性肺疾患	神経難病（筋萎縮性側索硬化症など）	がん末期	場面・問題
	○	△	○	○	○	○	○	○	○	○	○	◎	医師
	○	△	○	○	○	○	○	○	○	○	○	◎	看護師
	△		△	△	○	◎	△	△	○	△	△	◎	薬剤師
	△	△	○	○	◎	○	◎	○	◎	○	◎	○	CM
	○	◎	○						△		△		SW
			△		△			◎	△	○	◎	○	理学療法士
			△	◎				□	□			△	歯科医師
			△	◎				□	□			△	歯科衛生士
	△	△	○	○	○	◎	○	△	○	△	◎	△	介護職
	○	○	○		△	◎	◎		△			△	包括

◎最重要，○重要，△ケースバイケース，□定期健診　CM＝ケアマネジャー，SW＝ソーシャルワーカー，包括＝地域包括支援センター

目標を共有し，患者への共感的態度をチーム全体で養っていくことが重要である．ここでは，医師や看護師の「対話」する力が，とても重要になる．患者や家族と一方的なコミュニケーションをとるのではなく，患

者・家族の目線に立ち，その思いを汲み取るような双方向のコミュニケーションが「対話」である。また，スタッフ間での「対話」も重要である。これは情報共有をするだけの「申し送り」のようなコミュニケーションでは不十分であり，患者・家族は何に困っているのか，患者の振る舞いの背景には何があるのか，患者・家族が望むケアとは何か，といったことに関して，各職種が自由に考えを述べ合えるような場が必要である。家庭医は，このように多職種が患者ケアについて対話できる「多職種カンファレンス」を開いたり，患者・家族をまじえた「家族カンファレンス」を開いたりして，多職種連携を円滑に進めるための要となる。

（3）家庭医・総合診療医の今後

　家庭医の診療で特徴的なのは，0歳児から高齢者まで年齢や性別を問わず，全身のさまざまな健康問題に対応する「包括的診療」である。もちろん，重篤な病気がある場合や，専門的な治療が必要な場合は，専門医療機関へ紹介するが，家庭医で対応できる症状や疾患の幅はかなり広範である。成人の内科的問題のみならず，老年期の問題，筋骨格系の問題（関節の痛みなど），小児のケア，女性の問題，精神的な問題，皮膚の問題，眼や耳鼻咽喉の問題，簡単な外科的処置など，さまざまな健康問題に対応することができる。また，こうした包括的診療に加え，家族全体の診療や，地域における在宅ケアにも携わる家庭医・総合診療医は，地域医療・地域包括ケアのキーパーソンとなるため，地域においては圧倒的なニーズがあると言える。しかしながら，欧米に比べ，その専門的育成が遅れたため，わが国の家庭医・総合診療医の数は大きく不足しているのが現状である。今後，家庭医・総合診療医の育成が発展することを大いに期待するものである。

引用文献

1) 葛西龍樹．第1部家庭医療の専門性1）家庭医療．スタンダード家庭医療マニュアル－理論から実践まで．葛西龍樹，編．大阪：永井書店．2005．
2) McDaniel S. H., Campbell T. L., Hepworth J., 他．家族志向のプライマリ・ケア．松下明，訳．東京：丸善出版．2012．
3) 松下明．第1部家庭医療の専門性3）家族志向型のケア．スタンダード家庭医療マニュアル－理論から実践まで．葛西龍樹，編．大阪：永井書店．2005．
4) モイラ・スチュワート．患者中心の医療．山本和利，訳．東京：診断と治療社．2002．
5) 葛西龍樹．第1部家庭医療の専門性2）患者中心の医療．スタンダード家庭医療マニュアル－理論から実践まで．葛西龍樹，編．大阪：永井書店．2005．
6) 吉本尚．チャレンジ！多職種連携（在宅ケア版）．三重大学大学院医学系研究科家庭医療学（多職種連携担当）．2014年3月．URL：http://www.ipeipw.org（2018年7月20日アクセス）

参考文献

1．澤憲明．これからの日本の医療制度と家庭医療（第5章）日本の家庭医療．社会保険旬報 2012；2500：1-9．
2．秋山正子．訪問看護の実践からみた地域包括ケアにおける看取り－予防から看取りまで，地域の中で最期まで生きることを支える－．医療と社会 2015；25：71-84．
3．葛西龍樹．地域包括ケアシステムにおけるプライマリ・ケアの役割と課題．医療経済研究 2014；26：3-26．
4．孫大輔．Ⅲ章臨床技能ワークブック総論診療の構造．草場鉄周，金井伸行，編．総合診療専門医のためのワークブック．東京：中山書店．2017．

学習課題

1. 専門化・細分化が進む医療において，なぜ家庭医・総合診療医が求められるようになったのだろうか。
2. 「家族志向型のケア」における，「家族の木」を見るとは，どういうことであろうか。
3. 「患者中心の医療の方法」の4ステップを整理してみよう。

15 健康への力をつける④
医療者・市民の協働による学び

孫　大輔

《学習のポイント》　地域包括ケアの推進が叫ばれる昨今，地域住民のニーズに沿った医療・介護・福祉などを実現していくためには，市民と専門職が自由に意見交換し，お互いに学び合える対話的アプローチが重要である。そうした医療者・市民の協働した学びと対話の場として「対話カフェ」活動が盛んになってきている。対話の手法は「ワールドカフェ」や「哲学カフェ」などさまざまな手法が取り入れられている。そこでは，他者の異質な考えに触れることによる「変容的学習」が参加者に起きており，市民にとってはヘルスリテラシーを向上させる場となる。本章では，医療者・市民の協働した学びの場としての「対話カフェ」を中心に取り上げ，その意義と役割を中心に考察する。

《キーワード》　対話的アプローチ，対話カフェ，ワールドカフェ，ヘルスリテラシー，変容的学習

1. 医療・介護・福祉分野における対話的アプローチ

（1）超高齢社会で求められる市民と医療者の「対話」

　超高齢社会を迎えたわが国においては，医療・介護・福祉・生活支援などが有機的に連携し，地域住民の健康と生活を支える地域包括ケアシステムの構築が急務とされている。その中で医療専門職は，治療者の役割にとどまらず，地域住民のニーズを把握し，疾病予防やヘルスプロモーションをも担う役割が求められている。それを実現するためには，医療者と地域住民がお互いの考えや意見を交換しあう「対話」の場を持

つことが重要であるが，従来そうした機会は限られていた。しかしながら，2000年代より，「認知症カフェ」や，医療・介護・福祉領域における「対話カフェ」が全国に普及し，徐々に市民と医療者の「対話」の場が広がってきている。

一般に，市民・患者と医療者間のコミュニケーションには以下のような障壁があると言われている。それは，「力」の不均衡（知識・情報・社会的地位の差）や，「視点」の違い（生物医学的な異常としての『疾病（disease）』と社会心理的側面を含めた生活の中の『病い（illness）』）などである。市民と医療者が，そうした障壁を乗り越え，お互いの視点の違いを理解しながら，対等な関係性で「対話」するためのコミュニケーションを行うにはどうしたらよいのだろうか。医療者が「白衣」を脱いで参加し，市民も自由に本音が語れる対話的アプローチ，すなわち「対話カフェ」という形態でのコミュニケーションは，一つの選択肢である。対話カフェの場では，市民と医療者がお互いの考えに耳を傾け，お互いから学び合うということが起こる。本稿では，そうした，市民と医療者の協働した学びの場としての「対話」を取り上げる。

（2）対話カフェの系譜

医療・介護・福祉分野における「対話カフェ」の活動の系譜には，少なくとも以下の三つがある。すなわち，「哲学カフェ/サイエンスカフェ」の系譜，「ワールドカフェ」の系譜，そして，「アルツハイマーカフェ（認知症カフェ）」の系譜である。

「哲学カフェ（Cafe Philosophique）」は，フランスとイギリスにその起源をたどることができる。1992年にフランスの哲学者マルク・ソーテ（Marc Sautet）は「哲学を大学から市民の元へ」というコンセプトのもと哲学カフェを始めた。実際に街のカフェに市民と学者などが集ま

り，哲学の話題についてのスピーチがあった後，対話を行うという形式であった。パリには元々「カフェ」文化があり，カフェが市民にとって憩いの場であると同時に，さまざまな情報交換・意見交換の場でもあったことも影響したのであろう。

　その後，イギリスのダンカン・ダラス（Duncan Dallas）はそれを手本にして，哲学カフェの科学版である Cafe Scientifique を 1998 年にリーズで初めて開催する。これが「サイエンスカフェ」の始まりである。この目的は，科学を議論する文化を作ることにあった。これにより，社会と科学との間を「対話」によってつなぐ，という新しいスタイルが芽生えた。その頃，フランスでもサイエンスカフェに相当する Bar des Sciences や Cafe des Sciences が開催されていた。その後，2004 年にイギリスの Cafe Scientifique が日本に紹介された。当時，文科省が「科学と社会との対話」の重要性を強調したこともあり，この活動が双方向コミュニケーションを行う上で非常に有益な手法として脚光を浴びたため，瞬く間に日本中に広がった[1]。

　「ワールドカフェ（World Cafe）」は，1995 年にアメリカのアニータ・ブラウン（Juanita Brown）とデイビッド・アイザックス（David Isaacs）が開発したミーティングの手法である。その始まりは，会社のミーティングがマンネリ化している際に，休憩のコーヒータイムでの話し合いの方が活性化する，という発見からであった。ワールドカフェでは，カフェのようなリラックスした雰囲気の中で，小グループでの話し合いをメンバーの組み合わせを変えながら進めていく話し合いの手法をとっている。こちらも 2000 年代に入って日本に紹介され，現在ではさまざまな場所でワールドカフェが実践されている。企業における組織開発，地域コミュニティにおけるまちづくりのための対話，そして近年では医療・介護・福祉の分野でも，さまざまな場所でワールドカフェを用

いた対話が行われるようになった。

　また，認知症の当事者とそのサポーターへのケアを目的とした活動に「アルツハイマーカフェ（Alzheimer Cafe）」がある。これは1997年にオランダで始まった。オランダアルツハイマー協会と心理学者が協力して開始し，認知症患者，家族，友人，地域住民，専門職などが参加して，情報交換やさまざまなアクティビティを行っている。オランダでは全国200カ所以上で開催されている。日本でも「認知症カフェ」という名前で普及しており，2012年に厚生労働省がオレンジプラン（認知症施策推進5カ年計画）の中で「認知症カフェ」の普及を謳ってから，現在では全国各地で開催されている[2]。

　英国でのサイエンスカフェのスタイルは，1人のゲストが20分ほど話題提供を行い，ドリンクなどの休憩時間をはさんで，ゲストと参加者の間の対話が1時間ほど行われる。そこで重視されていることは，「多様な意見を交換すること（多様な参加者を受け入れること）」，「講話ではなく対話と意見交換を中心とすること」，「参加者は専門家だけでなく主に一般市民で構成されること」，などである。こうした「多様性重視」や「全員参加」の原則は，すべての対話活動に共通するものである。

（3）医療・介護・福祉における対話カフェ

　近年，多くの対話カフェが医療・介護・福祉の分野で実践されるようになってきている。代表的なものに，市民と医療者の対話の場「みんくるカフェ」[3]，医療・介護・福祉連携を進めるための「ケア・カフェ®」[4]，患者を中心とした対話の場「ペイシェントサロン」，哲学カフェの医療版「おんころカフェ」などがある。

　みんくるカフェは，家庭医が始めた取り組みで，市民と医療者の協働した対話と学びの場である。「ケア・カフェ®」は，医療・介護・福祉領

域間の，特に現場においてのバリアをなくす目的で行われているもので，ワールドカフェの手法を用いて，ケアに従事する人々が対話と意見交換を行っている。「ペイシェントサロン」は，難病患者が主体となり始められた活動で，参加者は患者に限らず一般市民や専門職も混じり，対話的手法を用いて意見交換が進められている。「おんころカフェ」は，哲学者がファシリテーターとなり，がんや難病の当事者，また家族や遺族を対象として行う対話の場である。

2．対話と学びの場「みんくるカフェ」

（1）みんくるカフェの実際

　対話的アプローチを使うと，さまざまな背景の人が混じっていても，よりフラットな対話を行うことができる。そうしたサイエンスカフェやワールドカフェの手法にヒントを得て，市民と医療専門職が垣根を超えて自由に対話し，学び合う場として，家庭医の孫が 2010 年から始めたのが「みんくるカフェ」である。関心がある人は誰でも参加できるというオープン性と，参加者は立場や肩書にかかわらず対等であるという対等性が重視されている。特に，生と死を扱う医療のテーマは専門家と非専門家に垣根を作りやすく，こうした対話の原則を強調することは非常に重要である。東京における「みんくるカフェ」は 2010 年より定期的に開催されており，また現在，全国 20 カ所以上でみんくるカフェが地方開催されている。

　みんくるカフェのテーマ例を表 15-1 に示す。医療・介護・福祉におけるあらゆるテーマが取り上げられ，自由に市民と医療者の対話が行われる。

表15-1　みんくるカフェのテーマ例

実施日時	テーマ
2010.11.18	医療用語ってわかりにくくないですか？
2011.11.26	賢い患者になろう！
2012.4.28	介護しやすい社会とは？〜社会とつながり続けるために〜
2012.9.21	Exercise Cafe〜運動と健康の関係を考える・感じる〜
2012.10.14	生と死について対話しよう―死生学という視点―
2012.11.3	LGBT Cafe―LGBTの視点を通して医療と健康について考えよう―
2013.2.24	今つづるエンディングノート
2013.5.21	家で看取るということ
2013.6.25	大人の発達障がい〜"診断"ってなんだろう？
2013.7.28	こころの健康を考える〜マインドフルネスの視点から〜
2013.9.23	患者と医療者のダイアローグ〜患者のナラティブに学ぶ〜
2014.5.15	作業療法士の扱う"作業"を健康に活かすには？
2015.5.10	ゲームを通して生活習慣を見直すきっかけを作ろう！
2016.2.14	認知症について語り合おうin文京〜認知症にやさしいコミュニティケア〜
2017.3.12	いつまでも美味しく食べるために〜飲み込む力と老いを考える〜
2017.6.11	がんとともに生きる〜当事者と医療従事者のぶっちゃけトーク〜

開催場所は，街のカフェで行うことが多いが，通常の会議室でも開催されている。街のカフェだと雰囲気が良く，美味しい珈琲が飲めるなどの利点がある。対話の基本形はワールドカフェ形式を基盤とし，①少人数（4〜7人）のグループに分かれて対話を行うこと，②対話セッションごとにメンバーの組み替えやテーマの転換を行うこと，③テーブルごとにファシリテーターが付くこと，などを重視している。ファシリテーションを行う人のことをファシリテーターと呼ぶ。「ファシリテーション（facilitation）」とは「会議，ミーティング等の場で，発言や参加を促したり，話の流れを整理したり，参加者の認識の一致を確認したりする行為で介入し，合意形成や相互理解をサポートすることにより，組織や参加者の活性化，協働を促進させる」ことである。

みんくるカフェの場合，1回の参加者は15〜20名ほどで，最初にアイスブレイク（自己紹介や簡単なゲームなどで参加者の緊張を取ること）をしてから，専門家あるいは当事者にテーマに関する短いスピーチをしてもらう（20〜30分）。その後，対話セッション（約20分）を3回ほど繰り返し，最後に対話を振り返って全体共有する，という流れである。全体で2〜3時間ほどの長さで，平日夜や休日の午後などに実施している。

対話のファシリテーターは，ファシリテーションを学んだスタッフが行っており，グランドルール（お互いの意見を尊重すること，相手の話を聴くこと，簡潔に話すこと，など）を確認し，対話の全員参加を促し，タイムキーピングを行っている。また議論の流れを「見える化」するために模造紙を活用しており，対話で出たキーワードをファシリテーターが率先して模造紙に書き込み，キーワード同士を線で結んだり，コメントを付けたりする（図15-1)[5]。

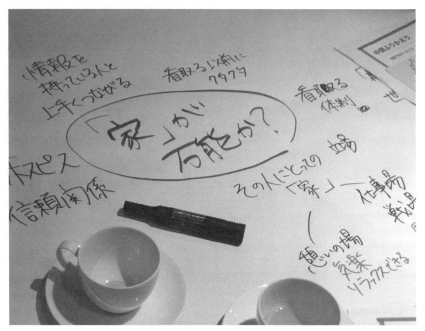

図 15-1 みんくるカフェの模造紙の記録例

2018年7月現在,全国で20名以上がみんくるカフェを立ち上げ,北海道から九州まで全国で,みんくるカフェが開催されている。

(2) みんくるカフェの開催例

みんくるカフェが実際にどのようなテーマで開催され,どんな対話が行われたのか,開催例を二つほど紹介する。

1) 第17回みんくるカフェ「介護しやすい社会とは〜社会とつながり続けるために〜」(2012年4月開催)

介護が始まると,仕事を続けられなくなったり社会とのつながりが断絶されたりする。第17回みんくるカフェでは,「介護しやすい社会とは

〜社会とつながり続けるために〜」をテーマに，介護離職の現状など介護に関する社会的課題を共有し，全員で対話を行った．医療・介護専門職と市民，学生から地域の高齢者まで 20 人ほどが参加した．

　最初の話題提供者は，突然父親が倒れ，そのまま寝たきりになってしまったことから介護生活が始まり，退職を余儀なくされた元会社員の男性であった．社会とのあらゆる接点が断絶されたが，介護する「知恵」を授けてくれたのは，同じ親の介護をしている友人であった．「やっぱり介護はつらい．まず金銭的につらい．そして寝られないのがつらい」と語る男性は，介護における排泄物の処理という心理的負担，そしてそうした介護の問題を誰にも相談できないという苦悩を語ってくれた．その後，参加者による対話セッションでは「いかに介護をサボるかも大事」，「男性も楽しめるような介護サービスを」，「事前にどう介護されたいか本人の意思を話し合い伝えるのが大事」，「地域で自分なりのコミュニティを主体的に作っておくべき」，「介護を日常の中で普通のことにしていく」などの意見が出された．

　参加者のアンケートでは，「自分から患者の話を聞きに行くような患者が気軽に相談できる医師になろうと思った」(医学生)，「医療者と患者の落差の話は衝撃だった」(医療者) といった，市民の声を聞いて，専門職側の認識が変容したことを示唆する内容が述べられていた．

2）第 20 回みんくるカフェ「生と死について対話しよう〜死生学という視点〜」(2012 年 10 月)

　死生学とは「人は死ぬまでにどのように生きるのか，死から生を捉えることから見えてくる命に関する問題をさまざまな視点から深く考える学問」である．第 20 回みんくるカフェでは，専門職や市民・学生など約 30 人が参加し，「生と死」の問題，終末期のケアの問題などについて

対話を行なった

　最初に延命治療を題材にした動画を視聴した後,「死をとりこみ,生を考えるというのは,あなたにとってどのような生き方をすることですか?」という問いを投げかけ,参加者同士で対話を行った。対話では,「死を前向きに普段から考えていく」,「ドナーカードなどをきっかけとして死について考える機会を作る」,「墓は怖いものではなく,そこにご先祖が眠る場所というイメージを持つ」,「死を身近に感じる方が,よりよく生きていくことにつながる」,「死に際して後悔しないように,自分の声を聞き,伝え,そして感謝する」といった意見が聞かれた。

　参加者アンケートからは,「自分が思っていたよりも自分の死について考えていないことに気づいた」(市民),「死よりもむしろ『生きる』とは何だろう,ということについて考えさせられた」(市民),「患者と関わるときに死をタブー視せずにいたい」(医療者),「死に向かう人々にどのように寄り添っていくかについて考えるきっかけになった」(医療者)など,市民および医療者の双方に,死に対する考え・認識の変容を示唆する内容が述べられていた。

3. 対話カフェにおける変容的学習

(1) 対話カフェにおける学習の分析

　通常の健康講座などでは,専門家による一方的なレクチャー形式の学習が行われる。それに比べ,「対話」という双方向のコミュニケーションでは,参加者にどのような学習が起きているのだろうか。

　みんくるカフェの開催例と参加者の感想で示したように,参加した人にはテーマに関する気づきや視点の変化のようなものが見られていた。この背景として,対話カフェの場には,多様な価値観の人が参加し,対等な関係性で自由な対話が行われることや,自分の「前提」(無意識に当

然と思っている考えや価値観）をくつがえすような他者の意見に遭遇すること，またタブー化された話題（死生観や終末期など）を扱うことなどが影響している。

　このように，自分の価値観と異なる他者の意見に遭遇し，視点が変容するような学習を，教育学者のジャック・メジロー（Jack Mezirow）は「変容的学習（transformative learning）」という概念で捉えている。対話カフェの参加者189人の事後アンケートの記述をもとに，参加者の学習内容の分析（テーマ分析）を行った研究からは，変容的学習が起きていることが示唆されている[3]。医療・介護・福祉専門職の学習を表15-2に，市民・患者の学習の内容を表15-3に示す。その結果，両者に共通して「視座の変容」や「自己省察」といった「変容的学習」が起きていることが示された。また両者において「行動への動機づけ」，すなわち行動変容につながるような意識変化も起きていた。その他，市民・患者の学びとして「専門的知識の獲得」というヘルスリテラシーの向上につながるような内容も認めた。このような「変容的学習」が起きる背景として，対話における経験が「当事者のナラティブ」を聞ける場であること，「多様な価値観との遭遇」の場であることが影響していることが示唆される結果であった。

表15-2 対話カフェにおける医療・介護・福祉専門職の学習[3]

カテゴリー	テーマ	代表的な記述
変容的学習	視座の変容	・医療者と患者さんの間の落差の話は衝撃だった ・さまざまな視点からの意見を聞け，また違った価値観を得ることができた ・立場が異なる人との対話を通して，多様な視点や価値観を得ることができた
	自己省察	・自分の分野に偏った考え方をしていたことに気づいた ・偏見やスティグマが，自分の中にもあったと気づいた ・まったく当事者の立場になって行動できていなかったことに気づいた
対話における経験	多様な価値観との遭遇	・同じ話題を共有しても，それぞれ感じることはさまざまであった ・テーマに関する認識が人によってばらつきが大きかった
	共通性の確認	・参加者の共通認識が非常に近いことに気づいた
	当事者のナラティブ	・実際に経験されている方から話を聞けたのがよかった ・当事者の方の話を聞け，問題についてさらに認識できた

	越境的対話の意義	・一般の方と対等な関係を保ちながら対話することの重要性を感じた ・対話によって，本当に地域や多職種や社会全体で考えていくべき問題であると感じた
テーマに関する学び	テーマに関する洞察	・コミュニケーションは，医療者－患者に限らず，常日頃すれ違うものだと気づいた ・良い死を考えるためには，一緒に生きている人との関係が重要だということに気づいた ・介護は本当に大変なことなのだと改めて理解した
動機づけ	行動への動機づけ	・声にならない声を，どうしたら看護者側として社会に発信し，還元できるかということを常に考え続けたいと感じた

表15-3 対話カフェにおける市民・患者の学習[3]

カテゴリー	テーマ	代表的な記述
変容的学習	視座の変容	・死ということを通して，何が大切なのか，自分が今幸せかなど，生きることについて深く考えることにつながった ・いろんな分野の方と対話することで，新たな気づきが得られた

	自己省察	・自分の現状や価値観をあらためて知った ・知らず知らずのうちに人を傷つけていないかと感じた
対話における経験	多様な価値観との遭遇	・小さなことでもいろんな角度から見ると，さまざまな意見があることに気づいた ・同じテーマでも，参加者によって意見にばらつきがあることを知った ・患者と医療従事者の考え方が違うことに気づいた
	当事者のナラティブ	・介護を実際にしていた方の話を聞いて，大変さを改めて知った ・現場の医療者の声を聞くことで，リアルに何が起きているのかを知り，とても参考になった
	越境的対話の意義	・さまざまな人と多様な意見を共有することが本当に大事だと感じた ・いろんな職業の枠を超えて視点を共有することの意義を感じた
テーマに関する学び	専門的知識の獲得	・延命処置やエンディングノートに示す現実的な側面が勉強になった

	テーマに関する洞察	・対等な良いコミュニケーションをとることの難しさを知った ・死を前向きにとらえたり，もっとオープンに話をしたりするべきだと感じた
動機づけ	行動への動機づけ	・つながり協働するなどして実効性のある何かができる，というインスピレーションを得た ・自分も患者としてやれることがあると感じた

（2）変容的学習のプロセスとファシリテーション

　メジローが提唱した「変容的学習」は，学習を通じてそれまでの前提や価値観が批判的に振り返られ，内面的な変容が起こるという学習のことである[6]。メジローは学習を「経験を解釈したり，その経験に意味づけをおこなったりする行為」と，内面的な「意味づけ」を重視する定義をした。彼が重視したのは，解釈や意味づけを行う際に，人が慣習的に拠り所としている前提や価値・信念を構成している枠組み「意味パースペクティブ」である。「意味パースペクティブ」とは，世の中を見るときの「メガネ」のようなもので，人はこの「意味パースペクティブ」によって，経験の意味づけ方や，何を優先させ重要なものと考えるかなど，学習のあり方を決めている。人が「異文化」，すなわちそれまでの前提や当たり前と思っていたことに疑問を突きつけるような考えや思想に出会ったとき，価値観が揺さぶられ，「自己省察」や「混乱的ジレンマ」と呼ばれる状態を経て，「パースペクティブ変容」が起きるとされ

ている。この一連のプロセスが「変容的学習」である。つまり「変容的学習」とは，自分が世の中を見るときに使っている「メガネ」そのものが変わることで，世の中の意味づけや解釈がすべて変容するようなプロセスと言える。

　メジローは変容的学習が起きるためには，他者との「討議」(discourse) が重要であると言っている。「討議」と「対話」は非常に近い概念であり，お互いの意見を自由に交換し，合意形成に至るような双方向のプロセスを指す。ここでは，「他者」がいる，ということも非常に重要である。つまり学習において「他者」の視点が存在することで，変容が起きやすくなると考えられる。対話カフェのように，多様な立場の参加者が自由に意見を述べ，互いに傾聴する場においては，変容的学習が起きやすいと考えられる。

　メジローはさらに，変容的学習を援助しようとする教育者に求められる役割として，自己省察や対話の方法を学ぶことの支援と，「学習環境の整備」が重要であると述べた。すなわち，①一人ひとりの対話への平等な参加が保障されるよう学習の場での規範を設定すること，②発言の少ない人に働きかけ自己表現を手助けすること，③対話が論理的に進められているか，十分な情報が提示され検討されたかどうかに留意すること，④学習者が心理的な防衛機制なしに自己の問い直しを行ったり，新たな考え方を試してみたりできるような雰囲気を作ること，などである。これは，対話の「ファシリテーション」に非常に近い概念である。つまり対話の場において変容的学習を起きやすくするためには，学習支援者のファシリテーションが鍵を握る，と言える。

4．地域における対話カフェの役割

　地域において，医療・介護・福祉分野の対話カフェが果たす役割としては，以下のようなことが挙げられている[7]。

　第一に，「健康や病いに関する学び合いの場」としての役割である。対話の場に参加する市民は，当事者・専門家の話や，対話のやりとりの中から，自分の生活や行動に関連した「気づき」が起きたり，視点が変わったりする（変容的学習）ため，ヘルスリテラシーが向上し，行動変容に結びつきやすい。また，医療従事者の側も，当事者との対話の中で，深い気づきや認識の変化が起き，現場での専門職としての実践に応用される。

　第二に，「医療機関ではできない対話の場」としての役割が挙げられる。医療機関では，どうしても時間が限られていたり，話しにくい環境があったりして，患者は十分に本音を語ることができない。対話カフェの場では，参加者が職種にかかわらず，より対等な立場で対話が行われるため，医療機関では語れなかった本音のような話も出てくる。そうした「代替的な場」としての役割も担っている。

　第三に，「地域のネットワークづくり」としての役割が挙げられる。地域で対話カフェの活動を継続して開催することで，地域住民と専門職のつながりが深まったり，住民同士のネットワークが強化されたりして，住民と専門職が協働した地域づくりにつながる可能性がある。

　今後，地域包括ケアを推進し，理想的な地域医療やコミュニティケアを実現するために，市民と専門職が自由に意見交換し，お互いに学び合える「対話」の場が，さらに広がることを期待したい。

引用文献

1) 中村桂樹．サイエンスカフェ：現状と課題．科学技術社会論研究 2008；5：31-43.
2) 苅山和生．認知症カフェの実際とその未来．作業療法ジャーナル 2014；48：123-129.
3) 孫大輔，菊地真実，中山和弘．カフェ型ヘルスコミュニケーション「みんくるカフェ」における医療系専門職と市民・患者の学び．日本ヘルスコミュニケーション学会雑誌 2014；5：37-45.
4) 阿部泰之，堀籠淳之，内島みのり，他．ケア・カフェ®が地域連携に与える影響―混合研究法を用いて―．Palliative Care Research 2015；10：134-40.
5) 孫大輔．省察的実践家入門対話の場作りをすすめるファシリテーターと省察的実践．日本プライマリ・ケア連合学会誌 2013；36：124-126.
6) 常葉―布施美穂．第4章変容的学習―J．メジローの理論をめぐって．赤尾勝己，編．生涯学習論を学ぶ人のために．京都：世界思想社．2004.
7) 山本武志．保健医療福祉専門職のコミュニティ・カフェ活動の展開と課題．北海道生命倫理研究 2016；4：28-32.

参考文献

1．アニータ・ブラウン，デイビッド・アイザックス．ワールド・カフェ―カフェ的会話が未来を創る．香取一昭，川口大輔，訳．東京：ヒューマンバリュー社．2007.
2．ジャック・メジロー．おとなの学びと変容―変容的学習とは何か．金澤睦，三輪建二訳．東京：鳳書房．2012.

学習課題

1. 近年，医療者・市民の協働した学びの場として「対話カフェ」が普及してきた社会的背景はどのようなものだろうか。
2. 対話の場で「ファシリテーター」が行うこととはどのようなことだろうか。
3. 地域における対話カフェの役割を三つ挙げて，説明してみよう。

索引

●配列は五十音順

●あ 行

IROHLA　143
ICT　202
IDM　155
アクションプラン　215
アクセプタンス　234, 237
アクセプタンス＆コミットメントセラピー
　　233, 237
Ask Me 3　126
アドバイス　200
アルツハイマーカフェ　264, 266
アロスタシス　18
アンブレラターム　127
eヘルス　145
eラーニング　145
医学中央雑誌刊行会　140
医学的ケア　22
生きがい　14
生きる意味　14
意向　150
医師　153
意思決定　21, 122, 138, 149, 150, 200, 201
意思決定ガイド　156, 160
意思決定ガイドの効果　161
意思決定ガイドの作成　163
意思決定葛藤尺度　161
意思決定支援　149
意思決定する力　139
意思決定の質　158
意思決定の主体　153
意思決定のスキル　142
一貫性のある経験　53, 54
一般性自己効力感　103, 108

いなかもち　119
医療化　17
医療社会学　12
医療者のヘルスリテラシー　127
医療人類学　12
インターネット　115, 141, 197
インフォームドコンセント　153, 156
インフォームドディシジョンメイキング
　　155
引用文献　119
ウェルビーイング　9, 11
永続感　179, 180
HLS－EU　133
HLS－EU－Q 47　134
営利目的　118
SNS　150, 197, 199
SOC　38, 39, 40, 43, 44, 52, 61, 62, 63, 74
SOCスケール　48, 51, 58
SDM　154
エビデンス　115, 116, 146, 154, 158, 160
エビデンスに基づく保健医療　117
エビデンスに基づく医療（EBM）　160
エビデンスレベル　120
FRI　182
エンパワーメント　21, 23, 121, 127, 129,
　　144, 145, 213
オープンダイアローグ　239, 240
オールドメディア　146
オタワ意思決定ガイド　159
オタワ意思決定支援フレーム　160
オタワ憲章　21
オタワ病院研究所　160
オプショントーク　157
オンラインコミュニティ　197, 199

●か　行

階層　146
介入研究　143
かかりつけ医　124
科学的根拠　116
科学的な不確実性　158
書き込み　198, 199
学習指導要領　142
学習性無力感　73
仮想の空間　198
家族円環モデル　172, 174, 175
家族環境尺度　174
家族カンファレンス　251, 260
家族志向型のケア　248, 257
家族システム　171, 172, 173, 174, 175, 177, 178, 251
家族図　249, 250
家族の木　248
家族の習慣　177, 178, 179, 180, 181, 182
家族のつながり　170, 172, 178, 181
家族ライフサイクル　250, 251
固いSOC　58
語り　116, 201
過大・過小な期待　153
価値観　117, 150, 154, 159
価値観と一致　158
価値観の明確化　160
価値もない　119
葛藤やジレンマ　152
家庭医　24, 124, 137, 138, 245, 246, 260
家庭医療　245, 246
家庭医療専門医　137
家庭訪問員　144
患者会　199
患者中心　144, 145, 150, 158

患者中心の医療　252, 257
患者中心の医療の方法　252, 253
観測値　119
キーリソース　89
危険因子　28
犠牲者非難　22
期待価値理論　160
議題設定効果　117
喫煙率　134
機能的ヘルスリテラシー　123, 131
希望　84
キャンペーン　127
Q&Aサイト　150
QOL（生活の質）　200
境界　46
共感　144
協調学習　145
共通項　161
共通の理解基盤　256
偽薬　120
凝集性　172, 173, 174
偶然の誤差　121
経営学　149
結果形成への参加の経験　52, 54
結果予期　99
原因の原因　128
研究の規模　121
健康　30, 253, 254
健康格差　22, 131, 140
健康カフェ　145
健康感　10
健康教育　127, 145
健康―健康破綻連続体　40
健康情報　115, 122, 139
健康政策　116
健康生成モデル　27, 38, 57

健康生成要因　19
健康生成論　19, 23, 27, 28, 37
健康生成論的アプローチ　57
健康の公平　131
健康の社会的決定要因　22, 128, 132, 143
健康の定義　9, 11
健康破綻　30
健康への力　24
健康要因　28
健康を決める力　164
言語的説得　104
権利擁護団体　144
コーピング　17
広告　118
広告戦略　21
行動活性化　231
行動変容　128, 143
幸福感　138
交友的サポート　189
交絡　120
交絡バイアス　120
国際基準 IPDAS　163, 164
国民活動計画　140
国立医学図書館　139
国立国語研究所「病院の言葉」委員会　125
互恵性　193, 200
誤差　119
互酬性　193
個人と環境の相互作用　140
好み　150
好み・意向　154
コミュニケーション　124, 146, 161, 172, 198, 201
コミュニケーションスキル　144
コミュニティ　22, 144, 201
コンテキスト　254, 255

コントロール　21

●さ　行
サイエンスカフェ　264, 265
最善の選択　158
サポーティブな環境　22
サポート　200, 201
サポートグループ　205
サルタリーファクター　28
参加　145, 202
在宅緩和ケア　247
シェアードディシジョンメイキング　154
ジェンダー　146
識字　121
資源　21, 118, 127, 199
資源保持理論　89
自己効力感　84, 98, 99, 100
自己効力感の一般性　100
自己効力感の強度　100
自己効力感のマグニチュード　100
自己決定　156
自己責任　119
自殺率　134
疾患　253
実験　120
疾病　12, 24, 29
疾病生成要因　19
疾病生成論　29
疾病予防　122
市民中心　150
市民リテラシー　145
社会関係資本　129, 193
社会経済要因　22
社会参加　144
社会性　198
社会的アイデンティティ　146

社会的学習理論　98
社会的認知理論　98
社交ネットワーク　241
宗教　146
12ステップグループ　207
主観的ウェルビーイング　15
主観的健康管理能力　108
主観的な確率　152
主治医　200
手段的サポート　188
首尾一貫感覚（SOC）　18, 38, 221
生涯教育　145
障害のパラドックス　18
情緒的サポート　188
消費文化　21
情報　122
情報公開度　138
情報交換　161
情報提供　150
情報提供方法　152
情報的サポート　188
情報を共有　161
処理可能感　45, 86
自律　156
人種　146
人生の選択の自由度　138
心的外傷後ストレス障害　18
心的外傷後成長　66
真の値　119
信頼　200
信頼関係　201
信頼形成　145
心理学的ウェルビーイング　15
心理的効果　152
ストレス　16, 34, 199
ストレス関連成長　66, 86

ストレス状態　31
ストレッサー　31, 39, 61
ストレングスモデル　24
スピリチュアル　13
スマートフォン　199
スリートークモデル　156
生活の質　16, 122
成人期の死亡率　134
生物医学　19
生物心理社会モデル　14
生理的状態　104
世界価値観調査　138, 145
世界保健機関（WHO）　201
セクシュアリティ　146
世代間学習　145
セルフ・ヘルプ・グループ　205
セルフマネジメント　17, 144
全国健康教育基準　141
潜在的な力　23
潜在能力　121
全人的な健康　9, 13
全体論　13
選択肢　122, 150, 157, 159, 163
選択バイアス　120
専門家主導　154
総合診療医　24, 245, 247, 260
相互決定論　99
相互作用的ヘルスリテラシー　129, 131
双方向　161
ソーシャルインクルージョン（社会的包摂）
　145
ソーシャルキャピタル　23, 129, 193, 194,
　195, 196, 200, 201
ソーシャルサポート　23, 88, 145, 188, 189
ソーシャルネットワーク　190, 191
ソーシャルネットワークサービス　197

ソーシャルメディア　197, 199, 201
測定バイアス　120

●た　行
ダイアローグ　239
体験談　116, 150
対処　199
対等性　200
ダイバーシティ　146
対面　198, 201
代理経験　104
対話カフェ　264, 266, 272, 279
対話主義　241
対話的アプローチ　263, 267
他職種カンファレンス　260
他職種の協働　144
他職種連携　258
多声性　241
達成経験　103
脱中心化　236
脱フュージョン　238
妥当性確認　189
WHO（世界保健機関）　11, 116, 143
多様性　200
多様な価値観　201
チームトーク　157
地域看護師　138
地域包括ケア　257
地域包括プライマリ・ケア　257
治療法の選択肢　200
沈黙の文化　121
Twitter　197
つながり　199, 200, 201
ティーチバック　125, 157
ディシジョンエイド　156
ディシジョントーク　157

デイリーハッスル　33
テーラーメイドアプローチ　145
適応性　172, 173, 175
哲学カフェ　264
テレヘルス　145
電子メール　198
統御感　73, 76
匿名　198

●な　行
納得　150, 158
ナラティブ　12, 115, 116, 199
ニーズ　150
二重の後悔　158
日本語版 FRI　182
日本語版 Family Routines Inventory　182
ニューメディア　115
認知行動療法　23, 228, 229
認知再構成法　232
認知症カフェ　264, 266
ネガティブな情報　152
ネガティブな特徴　164
ネットワークづくり　144

●は　行
把握可能感　45, 85
バーチャルな空間　198
パートナーシップ　145
バーンアウト　190
バイアス（偏り）　119
パターナリズム　153
パブメド　140
バランスのある負荷の経験　52, 53
バンコク憲章　22
判断　122
汎抵抗欠損　88

汎抵抗資源　19, 39, 87, 88, 89
ピアサポート　144, 210
PERMA モデル　15
悲観主義者　73
ビジネス　149
批判的意識化　121
批判的な思考力　139
批判的ヘルスリテラシー　129, 131, 143, 145
批判的リテラシー　121
ビュートゾルフ　138
病気　12
病気の原因　120
標準予防策（スタンダードプリコーション）126
ファシリテーション　269, 277, 278
Family Routines Inventory　182
Facebook　197
不確実性への耐性　241
父権主義　154
プライマリ・ケア　137, 138, 245
プライマリ・ケア医　137
プラセボ　120
フレーミング効果　152
プレッシャー　153
ブログ　150, 198, 199
プログラム　143
プロジェクト　143
文化　146
文化的な多様性　146
文化的リテラシー　146
平均寿命　134
米国国立医学図書館　133
米国国立医学研究所　150
ベストの選択　157
ヘドニック　15

ベネフィットファインディング　66
ヘルシーピープル 2020　141
health　13
ヘルスケア　22, 122
ヘルスコミュニケーション　141
ヘルスプロモーション　21, 115, 122, 127, 129, 145
ヘルスリテラシー　9, 20, 23, 115, 116, 122, 126, 128, 140, 144, 150, 155, 201, 221, 273
ヘルスリテラシーオンライン　141
ヘルスリテラシーツールシェッド　133
ヘルスリテラシーのエビデンス　143
ヘルスリテラシーのガイドライン　143
ヘルスリテラシーの測定　131
ヘルスリテラシーフレンドリー　143
ヘルスローカスオブコントロール　51
ヘルパーセラピー原則　208
弁証法的行動療法　233
変容的学習　272, 273, 277, 278
訪問看護師　138
ポジティブ心理学　15
ポジティブ心理学的資本　83
ポジティブな情報　152
ポジティブな特徴　164
ボランティア　144, 145
ホリスティック　14
ポリフォニー　241, 242

●ま　行
マーケティング　128
マインドフルネス　23, 234
マインドフルネスストレス低減法　233, 234, 235
マインドフルネス認知療法　233, 234, 236
学び合う場　201

慢性疾患セルフマネジメントプログラム
　17, 214
慢性ストレッサー　33
三つの決め方　155
未来語りのダイアローグ　239, 242
民族　146
難しい意思決定　158
メタ認知療法　233
メディアリテラシー　139, 145
メドラインプラス　139
持てる力　23
元ネタ　119
物語　116
問題解決　122
問題解決能力　144

●や　行
役割モデリング　214
病い　12, 24, 253
有意味感　46, 85
ユーダイモニック　15

要素還元主義　14
予測可能感　179, 180
読み書き能力　121
よりよい意思決定　116

●ら　行・わ　行
ライフイベント　32
ライフスタイル　21, 127
楽観主義者　73
楽観性　73, 74, 75, 85
ラポール　257
リアル（現実）　198
リスク　123
リスクファクター　19, 28
リテラシー　121
利用可能な選択肢　159, 164
倫理原則　156
レジリエンス　62, 64, 85, 86
論文のデータベース　140
ワールドカフェ　264, 265, 267

分担執筆者紹介

(執筆の章順)

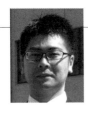

米倉　佑貴(よねくら・ゆうき)　　・執筆章→ 6 ・12

1982 年生	東京都出身
2005 年	東京大学医学部健康科学・看護学科卒
2007 年	東京大学大学院医学系研究科健康科学・看護学専攻修士課程修了
2010 年	東京大学大学院医学系研究科健康科学・看護学専攻博士後期課程単位取得済退学
2011 年	博士（保健学）取得（東京大学大学院医学系研究科）
2012 年	東京大学社会科学研究所助教
2014 年	岩手医科大学衛生学公衆衛生学講座助教
2016 年	聖路加国際大学大学院看護学研究科助教
現在	聖路加国際大学大学院看護学研究科講師
専攻	健康教育学
主な著書・訳書	『思春期のストレス対処力SOC』(分担執筆　有信堂高文社) 『健康生成力SOCと人生・社会』(分担執筆　有信堂高文社)

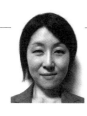

佐藤　みほ(さとう・みほ)　　　　　　　　　　　・執筆章→10

1977年生　東京都出身
2000年　　慶應義塾大学総合政策学部卒
2005年　　慶應義塾大学看護医療学部卒
2010年　　東京大学大学院医学系研究科博士後期課程修了
現在　　　東北大学助教，東京医療保健大学講師を経て，横浜市立大学准教授（2017年9月より）
専攻　　　健康社会学，基礎看護学
主な著書・訳書　『パネルデータによる政策評価分析【1】貧困のダイナミズム―日本の税社会保障・雇用政策と家計行動』共著，慶應義塾大学出版会
　　　　　『思春期のストレス対処力SOC』共著，有信堂高文社

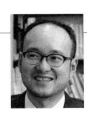

孫　大輔（そん・だいすけ）

執筆章→13・14・15

1976年生	佐賀県出身
2000年	東京大学医学部卒
2004年	東京大学医学部附属病院腎臓内分泌内科
2008年	東京大学大学院医学系研究科博士課程（内科学）修了
2011年	日本プライマリ・ケア連合学会認定家庭医療専門医取得
2014年	聖路加国際大学大学院博士後期課程（看護情報学）修了
2016年	マーストリヒト大学院修士課程（医療者教育学）修了
2012年	東京大学医学教育国際研究センター講師
2020年	鳥取大学医学部地域医療学講座・プロジェクト研究員
専攻	医学教育学，家庭医療学
主な著書・訳書	『対話する医療：人間全体を診て癒すために』(さくら社)
	『総合診療専門医ポートフォリオ実例集』(編著　南山堂)
	『人材開発研究大全』(分担執筆　東京大学出版会)
	『「ラーニングフルエイジング」とは何か：超高齢社会における学びの可能性』(分担執筆　ミネルヴァ書房)

編著者紹介

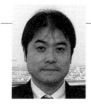

戸ヶ里　泰典（とがり・たいすけ）　・執筆章→ 2・3・4・5・11

1975 年	神奈川県生まれ
2001 年	金沢大学医学部保健学科卒業，看護師，保健師
2008 年	東京大学大学院医学系研究科健康社会学分野博士後期課程修了，博士（保健学）
2016 年	東京大学医学部付属病院看護部，山口大学医学部衛生学教室講師，放送大学准教授を経て現在，放送大学教授
専攻	健康社会学，基礎看護学
著書	『ストレス対処能力 SOC』(有信堂高文社，共編著)
	『思春期のストレス対処力 SOC』(有信堂高文社，共編著)
	『健康生成力 SOC と人生・社会』(有信堂高文社，編著)
	『新・生き方としての健康科学』(有信堂高文社，共著)
	『市民のための健康情報学入門』(放送大学教育振興会，共編著)
	『新訂基礎看護学』(放送大学教育振興会，共編著)
	『ヘルスリサーチの方法論』(放送大学教育振興会，共著)
	『健康と社会』(放送大学教育振興会，共著)

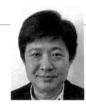

中山　和弘（なかやま・かずひろ）　・執筆章→1・7・8・9・11

1961 年生	富山県出身
1985 年	東京大学医学部保健学科卒業
1987 年	東京大学大学院医学系研究科保健学専攻修士課程修了
1990 年	東京大学大学院医学系研究科保健学専攻博士課程修了
1990 年	日本学術振興会特別研究員（PD）
1992 年	国立精神・神経センター精神保健研究所流動研究員
1993 年	東京都立大学人文学部助手
1995 年	愛知県立看護大学看護学部講師
1998 年	愛知県立看護大学看護学部助教授
2001 年	聖路加看護大学看護学部助教授
2004 年〜現在	聖路加国際大学大学院看護学研究科教授，東京大学大学院医学系研究科非常勤講師，首都大学東京大学院健康科学研究科非常勤講師，東京慈恵会医科大学大学院医学研究科非常勤講師，女子栄養大学大学院非常勤講師，横浜市立大学医学部非常勤講師
専攻	看護情報学，保健医療社会学
主な著書	『患者中心の意思決定支援─納得して決めるためのケア』(共編著，中央法規出版，2012 年)
	『市民のための健康情報学入門』(共編著，放送大学教育振興会，2013 年)
	『ヘルスリテラシー──健康教育の新しいキーワード』(共著，大修館書店，2016 年)
	『「ラーニングフル・エイジング」とは何か─超高齢社会における学びの可能性』(分担執筆，ミネルヴァ書房，2017 年)
	『これから始める！シェアード・ディシジョンメイキング─新しい医療のコミュニケーション』(分担執筆，日本医事新報社，2017 年)
	『新・生き方としての健康科学』(分担執筆，有信堂高文社，2017年)
	『健康生成力 SOC と人生・社会：全国代表サンプル調査と分析』(分担執筆，有信堂高文社，2017 年)
	『看護情報学第 2 版』(分担執筆，医学書院，2017 年)
	『看護学のための多変量解析入門』(医学書院，2018 年)
Web サイト	「健康を決める力」http://www.healthliteracy.jp
	「Nurse's SOUL」http://www.nursessoul.info/　運営

放送大学教材　1710125-1-1911（ラジオ）

健康への力の探究

発　行	2019 年 3 月 20 日　第 1 刷
	2021 年 7 月 20 日　第 3 刷
編著者	戸ヶ里泰典・中山和弘
発行所	一般財団法人　放送大学教育振興会
	〒105-0001　東京都港区虎ノ門 1-14-1　郵政福祉琴平ビル
	電話　03（3502）2750

市販用は放送大学教材と同じ内容です。定価はカバーに表示してあります。
落丁本・乱丁本はお取り替えいたします。

Printed in Japan　ISBN978-4-595-31934-1　C1347